그림으로 이해하는 인체 이야기

# 통증 유발점 찾기
## (트리거 포인트)

사이토 아키히코 감수  이명훈, 황미니 감역  이영란 옮김

**BM** (주)도서출판 **성안당**

# 들어가며

근육이나 근막(근육 전체, 근육 다발, 각 근섬유를 감싸는 결합 조직)의 기능에 이상이 생기면 통증이나 관절 가동범위의 장애가 나타나고 일상생활이나 스포츠와 같은 활동에 제한이 생긴다. 이러한 근육 및 근막을 촉진하면 국소적으로 유연성이 떨어지는 부분이 생기는데 이 부분에 압박을 가하면 통증을 느끼게 된다. 바로 이 부분을 통증 유발점(트리거 포인트)이라고 한다.

통증 유발점은 관련된 부위에 통증을 유발시키지만, 반드시 증상이 있는 부위에 존재한다고 말할 수는 없다. 따라서 통증 유발점을 찾을 때는 증상 부위의 조직 이상뿐만 아니라 떨어진 부위의 조직 이상을 의식할 필요가 있다.

또한 적절한 케어를 하지 않고 계속 활동하면 하나의 통증 유발점으로 인해 새로운 통증 유발점이 생겨 멀리 떨어진 신체 부위에까지 영향을 미칠 수 있다. 이런 경향은 문제가 장기화될수록 더욱 심해진다. 이렇게 이차적으로 발생하는 통증 유발점은 원래의 통증 유발점보다 새롭고, 증상이 심하게 나타나는 경향이 있으므로 이를 대상으로 치료를 하는 경우가 있다.

하지만 이차적으로 생긴 통증 유발점을 치료해도 원래의 원인이었던 통증 유발점을 치료하지 않으면 문제가 해결되지 않는다. 즉, 이차적으로 생긴 통증 유발점을 치료함으로써 증상이 일시적으로 경감되어도 원래의 통증 유발점을 치료하지 않는 한 증상이 계속 재발한다. 증상 부위에 대한 치료를 해도 효과가 없는 경우나 계속 재발하는 경우, 문제가 장기화(만성화)된 경우에는 이차적으로 생긴 통증 유발점만 치료하고 있을 가능성이 있기 때문에 특히 주의해야 한다.

이 책은 어떤 증상의 근본 원인이 될 수 있는 기본적인 통증 유발점에 대해 설명하고 있다. 이 책이 많은 통증 유발점 중에서 증상의 근본 원인이 되는 통증 유발점을 찾아내고 적절한 치료를 하기 위한 가이드라인이자 지원 도구가 되기를 바란다.

도쿄 가세이대학 교수

## 사이토 아키히코

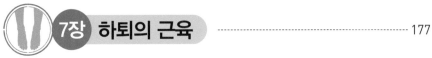

# 7장 하퇴의 근육 ·································· 177

# 한눈에 보는
# 통증 유발점

# 신체 부위의 명칭과 위치 관계

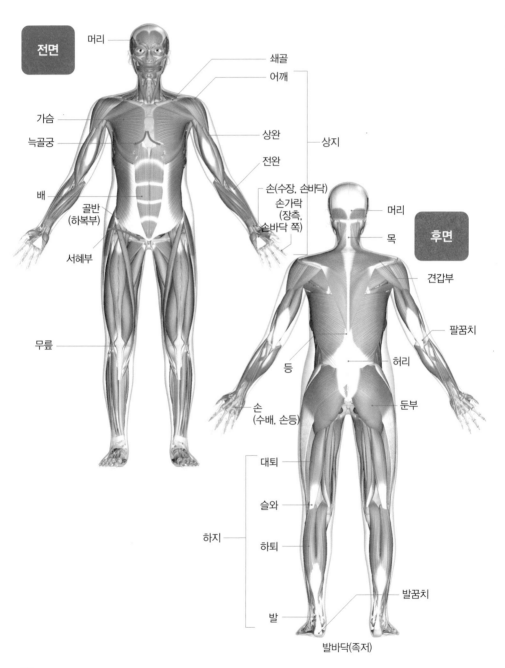

전면

머리
쇄골
어깨
가슴
늑골궁
상완
상지
배
전완
골반
(하복부)
손(수장, 손바닥)
손가락
(장측,
손바닥 쪽)
서혜부
머리
목
후면
견갑부
팔꿈치
무릎
등
허리
손
(수배, 손등)
둔부
대퇴
슬와
하지
하퇴
발꿈치
발
발바닥(족저)

# 신체의 방향을 나타내는 용어

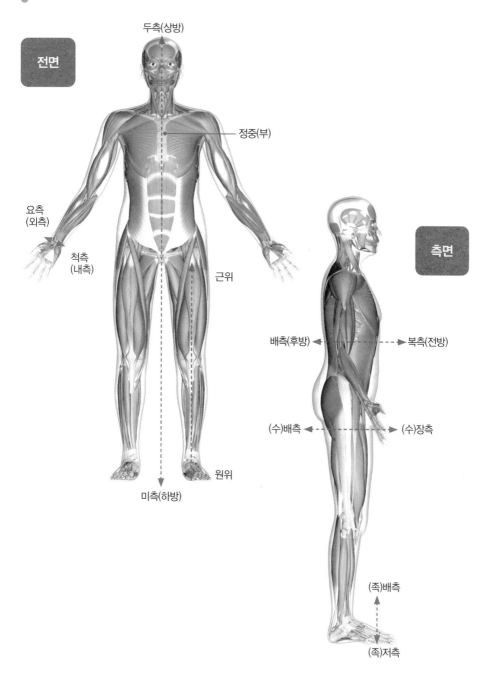

전면

두측(상방)

정중(부)

요측
(외측)

척측
(내측)

근위

원위

미측(하방)

측면

배측(후방)

복측(전방)

(수)배측

(수)장측

(족)배측

(족)저측

통증으로 찾는 통증 유발점 :

# 머리·얼굴·목의 통증

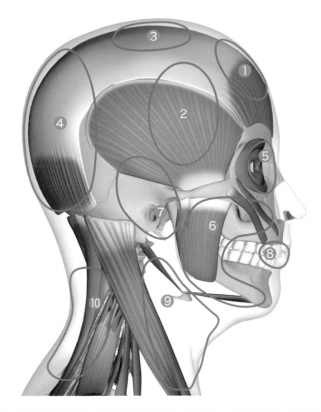

| | | |
|---|---|---|
| ❶ **전두부의 통증** | 흉쇄유돌근 → P54, 안륜근 → P40, 전두근 → P38, 협골근 → P42 | |
| ❷ **측두부의 통증** | 후두하근 → P52, 측두근 → P46, 흉쇄유돌근 → P54, 판상근 → P60 | |
| ❸ **두정부의 통증** | 흉쇄유돌근 → P54, 판상근 → P60 | |
| ❹ **후두부의 통증** | 흉쇄유돌근 → P54, 판상근 → P60, 후두하근 → P52 | |
| ❺ **눈의 통증** | 측두근 → P46, 흉쇄유돌근 → P54, 판상근 → P60, 안륜근 → P40, 교근 → P44 | |
| ❻ **볼의 통증** | 외측익돌근 → P48, 교근 → P44, 흉쇄유돌근 → P54, 안륜근 → P40 | |
| ❼ **귀의 통증** | 흉쇄유돌근 → P54, 외측익돌근 → P48, 교근 → P44P | |
| ❽ **이의 통증** | 교근 → P44, 악이복근 → P50, 측두근 → P46 | |
| ❾ **전경부의 통증** | 흉쇄유돌근 → P54, 악이복근 → P50 | |
| ❿ **후경부의 통증** | 통증판상근 → P60, 견갑거근 → P58, 사각근 → P56, 극하근 → P70 | |

# 어깨 · 상완 · 몸통의 통증

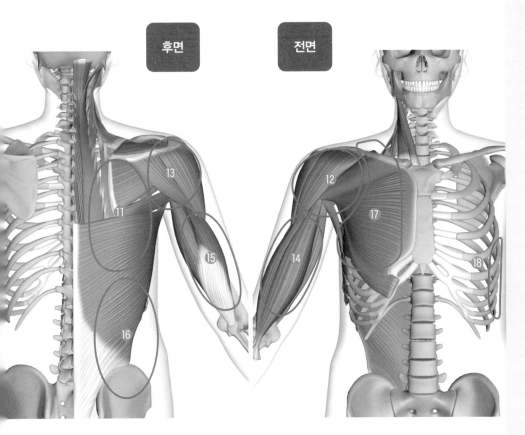

후면     전면

| | | |
|---|---|---|
| ⑪ **견갑간부의 통증** | 극하근 → P70, 사각근 → P56, 광배근 → P76 | |
| ⑫ **견(어깨) 전면의 통증** | 사각근 → P66, 대흉근 → P80, 극하근 → P70, 극상근 → P68, 상완이두근 → P94, 소흉근 → P82, 사각근 → P56 | |
| ⑬ **견 후면의 통증** | 소원근 → P72, 극상근 → P68, 대원근 → P78, 견갑하근 → P74, 삼각근 → P66, 상완삼두근 → P98, 견갑거근 → P58 | |
| ⑭ **상완 전면의 통증** | 상완이두근 → P94, 사각근 → P56, 상완삼두근 → P98 | |
| ⑮ **상완 후면의 통증** | 극상근 → P68, 대원근 → P78, 광배근 → P76, 사각근 → P56 | |
| ⑯ **요배부의 통증** | 척주기립근 → P140, 복직근 → P132, 광배근 → P76 | |
| ⑰ **전흉부의 통증** | 대흉근 → P80, 소흉근 → P82, 사각근 → P56, 흉쇄유돌근 → P54 | |
| ⑱ **측흉부의 통증** | 전거근 → P84, 광배근 → P76 | |

# 전완 · 손의 통증

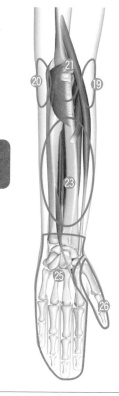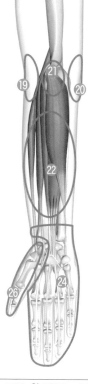

외측

내측

| | | |
|---|---|---|
| ⑲ | **외측상과의 통증** | 장요측수근신근 → P116, 총지신근 → P122, 완요골근 → P100, 주근 → P114, 상완삼두근 → P98, 극상근 → P68, 단요측수근신근 → P118 |
| ⑳ | **내측상과의 통증** | 원회내근 → P102, 장장근 → P106, 상완삼두근 → P98, 소흉근 → P82, 대흉근 → P80 |
| ㉑ | **주(팔꿈치)의 통증** | 상완근 → P96, 상완이두근 → P94, 상완삼두근 → P98 |
| ㉒ | **전완전면의 통증** | 완요골근 → P100, 원회내근 → P102, 장장근 → P106, 소흉근 → P82, 극하근 → P70, 극상근 → P68, 광배근 → P76, 사각근 → P56, 대흉근 → P80, 척측수근굴근 → P112 |
| ㉓ | **전완후면의 통증** | 장요측수근신근 → P116, 극하근 → P70, 극상근 → P68, 광배근 → P76, 상완삼두근 → P98, 대원근 → P78, 소흉근 → P82, 사각근 → P56, 대흉근 → P80 |
| ㉔ | **수장(손바닥)의 통증** | 천지굴근 → P108, 심지굴근 → P110, 장장근 → P106, 요측수근굴근 → P104, 광배근 → P76, 대흉근 → P80, 전거근 → P84 |
| ㉕ | **수배(손등)의 통증** | 총지신근 → P122, 척측수근신근 → P124, 장요측수근신근 → P116, 사각근 → P56, 견갑하근 → P74 |
| ㉖ | **모지(엄지)의 통증** | 회외근 → P120, 완요골근 → P100, 상완근 → P96, 사각근 → P56 |

# 허리 · 골반 · 엉덩이의 통증

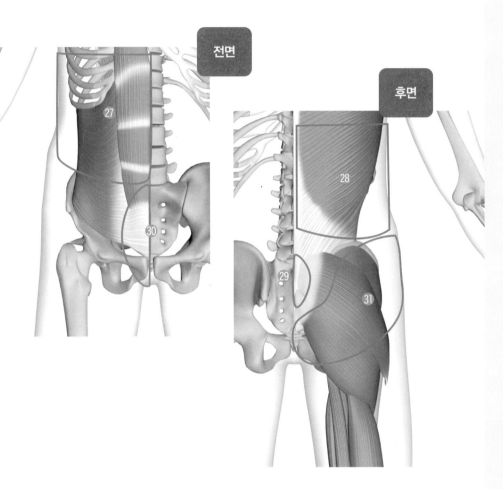

| ㉗ **복통** | 복직근 → P132, 척주기립근 → P140, 요방형근 → P138, 복횡근 → P142, 외복사근 →P134, 내복사근 →P136 |
|---|---|
| ㉘ **요통** | 척주기립근 → P140, 장요근 → P144, 요방형근 → P138, 복직근 → P132, 광배근 → P76, 중둔근 → P148 |
| ㉙ **천골부의 통증** | 대둔근→P146, 척주기립근→P140, 요방형근→P138, 중둔근→P148 |
| ㉚ **골반부의 통증** | 이상근→P152 |
| ㉛ **둔부(엉덩이)의 통증** | 대둔근→P146, 중둔근→P148, 이상근→P152, 요방형근→P138, 척주기립근→P140, 복직근→P132, 햄스트링→P172, 소둔근→P150 |

# 허벅지의 통증

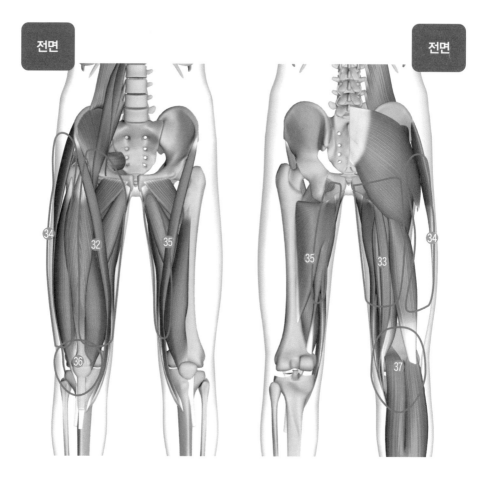

| | | |
|---|---|---|
| **32** | **대퇴(허벅지) 전면의 통증** | 장요근→P144, 봉공근→P158, 대퇴직근→P162, 중간광근→P166 |
| **33** | **대퇴 후면의 통증** | 햄스트링→P172, 이상근→P152, 소둔근→P150 |
| **34** | **대퇴 외면의 통증** | 외측광근→P164, 대퇴근막장근→P160, 소둔근→P150, 요방형근→P138, 이상근→P152, 대둔근→P146 |
| **35** | **대퇴 내면의 통증** | 고관절내전근→P170, 내측광근→P168, 봉공근→P158 |
| **36** | **슬(무릎) 전면의 통증** | 대퇴직근→P162, 내측광근→P168, 외측광근→P164, 봉공근→P158 |
| **37** | **슬 후면의 통증** | 슬와근→P174, 비복근→P186, 가자미근→P188, 족저근→P190, 햄스트링→P172 |

통증으로 찾는 통증 유발점 :

# 종아리 · 발의 통증

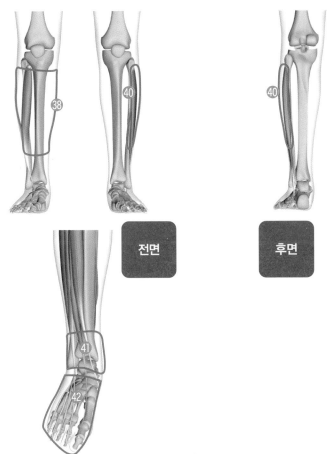

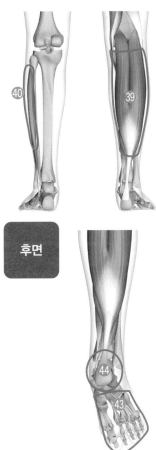

전면

후면

| ㊳ | **하퇴(종아리) 전면의 통증** | 전경골근 → P180 |
|---|---|---|
| ㊴ | **하퇴 후면의 통증** | 비복근 → P186, 가자미근 → P188, 후경골근 → P192, 족저근 → P190, 장지굴근 → P196, 햄스트링 → P172, 소둔근 → P150 |
| ㊵ | **하퇴 외면의 통증** | 비골근 → P198, 비복근 → P186, 외측광근 → P164, 소둔근 → P150 |
| ㊶ | **족관절의 통증** | 비복굴근 → P198, 가자미근 → P188, 전경골근 → P180, 장모지굴근 → P194, 장지굴근 → P19 |
| ㊷ | **족배(발등)의 통증** | 전경골근 → P180, 장모지신근 → P182, 장지신근 → P184 |
| ㊸ | **족저(발바닥)의 통증** | 비복근 → P186, 장모지굴근 → P194, 장지굴근 → P196 |
| ㊹ | **종(발꿈치)의 통증** | 가자미근 → P188 |

## 전두근

**POINT**
- 전두근은 두피 전면을 위쪽으로 당기는 움직임을 담당하는 근육이다.
- 이마에 가로 주름을 만드는 동작이 TP를 일으키는 경우가 많다.
- 편두통으로 오진하지 않도록 주의해야 한다.

### 이마에 찌르는 듯한 통증이 따른다

전두근은 사람의 머리 부위에 있는 천두근 중에서 두개 주위의 두개표근(후두전두근에 포함되는 근육이다. 모상건막에 시작하여 안륜근, 비근근과 섬유를 교차시키면서 전두개를 덮는 근막에서 끝난다. 두피 전면을 뒤로 당김으로써 눈썹을 들어올리며 전두부에 가로 주름을 만드는 작용을 한다. 촉진을 할 때는 환자가 배위에 자세(등을 붙이고 얼굴을 위로 향하는 자세)를 취하게 하고 시술자는 테이블 머리 쪽에 앉은 후 촉진할 손가락을 환자의 이마에 얹는다. 이 상태에서 눈썹을 들어올리면 전두근의 수축을 만져서 알 수 있다.

**원인**

전두근의 TP는 해당 근육을 혹사시키거나 외상을 입히는 원인이 된다. 근육 혹사의 전형적인 예는 이마에 가로 주름을 만드는 동작으로, 이에는 급성과 만성이 있는데 둘 다 오래갈 가능성이 있다.

**경향**

전두부의 두통을 일으키는 경향이 있다. 또 안와상신경의 교액(敎扼)을 일으키는 경우가 많은데, 이때는 쑥쑥 찌르는 듯한 증상이 따르는 두통으로 나타나는 경우도 있다.

**주의해야 할 점**

이 TP의 관련통 패턴은 흉쇄유돌근, 측두근, 교근, 안륜근, 대협골근의 TP 관련통 패턴으로 오진하는 경우가 많으므로 주의해야 한다. 또 편두통으로 오진하는 경우도 있다.

38

**POINT**
해당 페이지에서 학습할 내용의 포인트를 모아 두고 있다.

**시험에 나오는 어구**

천두근
머리의 근육 중에서 표층에 있는 근육을 통틀어 일컫는다. 근육의 한쪽이 피부에 정지해 있는 것이 특징이다.

모상건막
두정부를 덮고 있는 얇고 튼튼한 결합 조직으로 원 비어다. 천두근·후두근·측두두정근과 결합한다.

**키워드**

교액(敎扼)
조이는 것, 쥐어짜는 것 등이 압박되어 상태를 말한다.

**메모**

전두근의 피부
이마에 주름을 잡는 동작은 컴퓨터를 장시간 사용하거나 잘 보이지 않는 안경을 사용하거나 불안이니 과로 특과 같이 본인도 무의식중에 하는 경우가 많다.

**3가지 주석**
### 시험에 나오는 어구
각종 자격증 시험에서 출제 빈도가 높은 어구를 선별해서 정리해 두고 있다.

### 키워드
본문 중에서 중요한 용어나 어려운 용어를 설명하고 있다.

### 메모
이해력을 높이기 위한 보충 설명이나 자세한 설명을 한다.

---

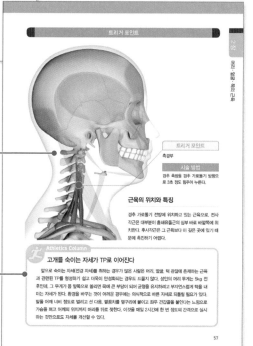

**트리거 포인트**

측경부

**시술 방법**

경추 측방의 경추 가로돌기 방향으로 3초 정도 힘주어 누른다.

**근육의 위치와 특징**

경추 가로돌기 전방에 위치하고 있는 근육으로, 전사각근은 대부분이 흉쇄유돌근의 심부 바깥쪽에 위치한다. 후사각근은 그 근육보다 더 깊은 곳에 있기 때문에 촉진하기 어렵다.

**Athletics Column**

### 고개를 숙이는 자세가 TP로 이어진다

앞으로 숙이는 자세(전굴 자세)를 취하는 경우가 많은 사람은 머리, 얼굴, 턱 관절에 존재하는 근육과 관련된 TP를 형성하기 쉽고 더욱이 만성화되는 경우도 드물지 않다. 성인의 머리 무게는 5kg 전후인데, 그 무게가 몸 앞쪽으로 쏠리면 몸에 큰 부담이 되어 균형을 유지하려고 부자연스럽게 턱을 내미는 자세가 된다. 환경을 바꾸는 것이 어려운 경우에는 의식적으로 바른 자세로 되돌릴 필요가 있다. 발을 어깨 너비 정도로 벌리고 선 다음, 팔꿈치를 엉구리에 붙이고 좌우 견갑골을 붙인는 느낌으로 가슴을 펴고 어깨의 위치까지 머리를 뒤로 젖힌다. 이것을 매일 2시간에 한 번 정도의 간격으로 실시하는 것만으로도 자세를 개선할 수 있다.

57

---

### 컬러 일러스트와 해설
근육과 통증 유발점의 위치를 알기 쉬운 3D 일러스트를 사용하여 설명하고 있다 .

### Athletics Column
운동이나 신체와 관련된 폭넓은 지식을 소개하고 있다.

### 칼럼
해당 항목에서 설명한 내용과 관련된 폭넓은 관련 지식을 소개하고 있다.

※ 본문 중에 나오는 TP는 통증 유발점 (Trigger Point)의 약자이다.

# 1장

## 통증 유발점의 기본

# 통증 유발점이란?

**POINT**
- 사람 몸에서는 특히 근육과 근막에서 발생할 확률이 높다.
- 근육의 수축으로 유발되는 동맥과 정맥 장애가 주원인이다.

## 국소적 자극 증상을 일으키는 부위

통증 유발점(트리거 포인트, TP)이란, 일정한 압력을 가하면 국소적 자극 증상을 일으키는 부위를 뜻한다. 보통 **동통**으로 나타나는 경우가 많으며 인체의 모든 **연부 조직**에 존재하지만, 그중에서도 TP가 가장 많이 발생하는 곳은 '근육'과 '근막'이다. 일반적으로 근육·근막 TP라고 할 때는 **골격근 조직** 또는 **골격근 근막**에 존재하는 TP를 가리킨다.

TP를 다른 말로 설명하면 근육에 생긴 **색상경결**(Taut Band) 위에 있는 아픈(과민한) 부분인데, 여기서 주의해야 할 점은 눌러서 통증을 느끼는 부분이 모두 TP라고는 할 수 없다는 것이다. 오히려 실제로 통증을 느끼는 부위에는 통증의 발생원이 있는 경우가 적고 떨어진 부위에 있는 발생원이 근육의 손상 부위, 즉 TP인 경우가 매우 많다고 한다.

## 근육 손상으로 인한 종창이 신경을 압박한다

TP의 원인은 복합적이다. 대표적인 요인으로는 ATP(아데노신삼인산)가 어떤 원인으로 인해 결핍된 결과, 근육의 수축이 일어나 동맥혈류가 감소하는 경우이다. 근육이 수축되면 그와 동시에 정맥성 울혈을 일으키고 더 나아가 대사 노폐물이 혈관에 쌓여 국소적인 근조직을 자극한다. 이것이 TP로 인한 압통의 원인이 된다. TP의 발생으로 이어지는 또 다른 주요 요인은 근육에 직접적인 자극이나 손상이 가해진 경우이다. 근육이 손상을 입으면 자극성이 높은 화학 물질이 방출되어 감도나 압통이 증가하고 종창(염증으로 인한 부기)도 발생한다. 이 종창이 신경을 압박하여 통증과 동맥 혈류의 감소를 불러일으킨다.

**시험에 나오는 어구**

**연부 조직**
골격 이외의 조직을 말한다. 힘줄이나 인대, 근막, 피부, 지방 조직과 같은 결합 조직과 혈관, 횡문근, 평활근, 말초 신경 조직으로 구성된다.

**골격근 조직**
골격을 움직이는 근육을 말한다. 이 조직은 '횡문근'이라는 근육의 일종으로 이뤄져 있다. 이와 쌍을 이루는 내장근은 평활근으로 되어 있다.

**골격근 근막**
골격근을 감싸는 막을 말한다. 결합 조직으로 근육을 보호하거나 다른 근육의 부착점으로 작용한다.

**색상경결**
수축한 근육에 생기는 멍울을 말한다. 압박을 받으면 통증을 느낀다.

**키워드**

**ATP(아데노신삼인산)**
아데노신당에 3분자 인산이 붙어 2개의 고에너지 인산 결합을 갖고 있는 뉴클레오타이드를 말한다. 생체 안에서 에너지의 방출과 저장, 물질의 대사와 합성에 필수불가결한 물질이다.

## 통증 유발점이 발생하는 원리

ATP(아데노신삼인산)은 생체 안에서 에너지의 방출과 저장, 물질의 대사와 합성 등에 없어서는 안 되는 물질이다. ATP 부족의 근본 원인은 일상생활에서 근육이 계속 긴장하고 있거나 근육에 대한 과부하를 계기로 생기는 허혈이다. 허혈은 근조직에 충분한 ATP가 도달하는 것을 곤란하게 하고 이상한 근수축을 조장한다. 이것이 수축과 허혈의 순환 관계이다. 이와 동시에 정맥성 울혈이 일어나는 대사 폐기물이 축적되면 동통이 발생하고 이것이 근수축→정맥성 울혈→동통이라는 악순환을 불러일으킨다.

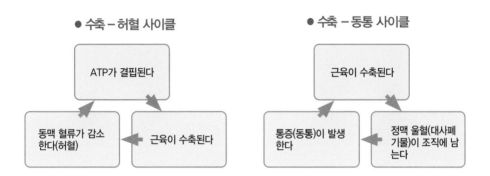

- **수축 - 허혈 사이클**

ATP가 결핍된다

동맥 혈류가 감소한다(허혈)

근육이 수축된다

- **수축 - 동통 사이클**

근육이 수축된다

통증(동통)이 발생한다

정맥 울혈(대사폐기물)이 조직에 남는다

## 아데노신삼인산(adenosine triphosphate, ATP)

ATP는 모든 동식물과 미생물의 세포 안에 존재하는 에너지 분자이다. 인산 한 분자가 떨어지거나 결합함으로써 에너지의 방출과 저장, 물질의 대사와 합성 등에 중요한 역할을 한다.

### ATP의 분자 구조

ATP는 아데노신에 3개의 인산이 붙어 있는 구조를 갖고 있다.

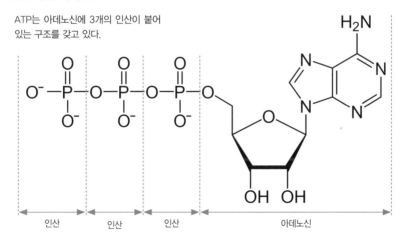

인산　　인산　　인산　　아데노신

# 통증 유발점과 관련통

- 신경 전달 물질이 방출되어 TP에 통증을 느낀다.
- TP의 주요 증상은 압통과 관련통이다.
- TP가 근력 저하와 가동범위의 제한을 유발하는 경우도 많다.

## 근육이 지속적으로 수축하면 통각 신경 섬유가 활성화된다

TP를 압박하면 통증을 느끼는 이유는 근육이 계속 수축된 결과 감각신경섬유가 활성화되기 때문이다. 근육이 지속적으로 수축되면 칼륨이온이나 젖산과 같은 대사산물의 양이 늘어난다. 이러한 물질이 늘어나면 브라디키닌이나 히스타민과 같은 염증 인자가 증가하고 이와 동시에 통각 신경 섬유도 활성화된다.

TP가 발생한 경우에 나타나는 구체적인 주요 증상은 근육에 있는 색상경결에 발생하는 압통과 관련통(referred pain)이다. 또한 근력 저하나 가동범위의 제한에 더해 언뜻 보면 근육과는 관계가 없을 것 같은 증상이 보이는 경우도 많이 보고되고 있다.

## TP와 다른 부위에서 관련통이 발생한다

관련통이란, TP와는 다른 부위에서 나타나는 통증을 말하는데, 이 관련통이 발생하는 것 자체도 TP의 특징 중 하나이다. 관련통에는 몇 가지 패턴이 있는데, 과거에 많이 보였던 증상을 보면 12~17쪽의 그림과 같은 패턴으로 나타낼 수 있다. 그러나 이것은 어디까지나 하나의 기준일 뿐, 모든 TP가 반드시 이러한 관련통 패턴에 따른다고 할 수는 없다. 통증의 강도도 각 근육에 가해지는 스트레스의 양에 따라 다르다. 대부분의 경우 TP는 근력 저하를 불러일으키지만, TP가 원인이 되어 근섬유가 수축되어 있는 동안에는 근육을 단련시켜도 문제가 해결되지 않는다. 무리하게 단련시키려고 하면 근육의 저하나 기능 장애를 일으키는 부위가 넓어질 우려가 있다.

**시험에 나오는 어구**

**대사산물**
생체 내에서 효소 등을 매개로 화학 반응이 일어나는 과정에서 생기는 유기 화합물을 말한다.

**키워드**

**브라디키닌**
혈압 조절이나 염증의 발현에 관여하는 펩티드를 말한다. 조직이 손상되었을 때 혈청 단백의 일부가 유출되어 나오는 효소에 의해 분해되어 생긴다.

**히스타민**
비만 세포나 호염 기구 등에 불활성 상태로 존재하는 아민이 일종을 말한다. 외상이나 독소 등에 의해 활성화되어 홍조, 가려움, 부종, 통증, 기관지 수축과 같은 알레르기 증상의 원인이 된다.

**메모**

**기타 TP 증상**
TP가 근육 장애와 관련이 없는 증상을 일으키는 경우도 많다. 두판상근이나 흉쇄유돌근에 발생한 TP가 시력 장애를 일으키는 것이 그 일례이다.

## 통증 유발점 관련통 패턴(예: 견갑거근)

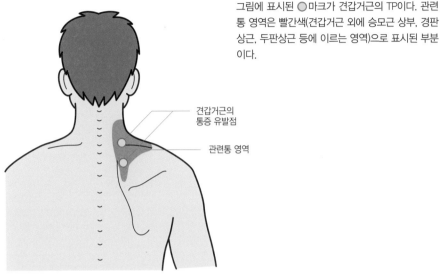

그림에 표시된 ◯마크가 견갑거근의 TP이다. 관련
통 영역은 빨간색(견갑거근 외에 승모근 상부, 경판
상근, 두판상근 등에 이르는 영역)으로 표시된 부분
이다.

견갑거근의
통증 유발점

관련통 영역

## 통증 유발점의 관련통이 일어나는 원리

TP 관련통이 발생하는 구체적인 원리에 대해서는 여러 가지 설이 있다. 그중에서도 가장 일반적인 것은 '수렴-투
사설'이라는 가설이다.

### ●통증 유발점 관련통의 수렴-투사설

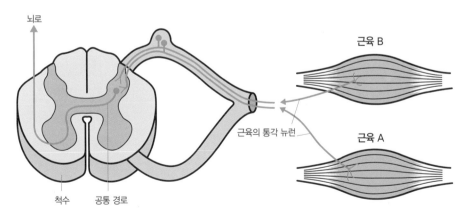

뇌로

근육 B

근육 A

근육의 통각 뉴런

척수    공통 경로

근육 A에서 발생한 동통을 감지한 통각 뉴런은 다른 근육(이 경우는 근육 B)과 공통된 경로를 따라 척수에 수렴
한다. 이때 발생한 동통 신호가 뇌에 전달되었을 때는 근육 A와 근육 B 중 어느 쪽에서 실제로 동통이 발생했는
지 구분할 수 없게 된다.

23

# 통증 유발점 치료의 장점

● TP를 활용하면 누구나 쉽게 치료할 수 있다.
● 자신이 직접 시술하므로 조기 발견으로 이어진다.
● 근육과 관계없는 통증이나 다른 질환에도 효과적이다.

## 원인을 모를 때는 TP의 존재를 검토한다

TP를 사용한 치료에는 다양한 장점이 있다. TP의 치료는 압통점 (tender point)을 손끝으로 누르는 방법이 기본이므로 특별한 전문 자격을 갖고 있지 않은 일반인들도 손쉽게 시험해 볼 수 있다. 손이 닿는 범위라면 **자신이 직접 자신의 몸에 시술할 수 있다.**

나중에 설명할(26~31쪽) 촉진 및 시술 시 주의해야 할 점에만 유의하면 몸에 대한 부담은 없다. 이러한 장점이 있기 때문에 TP를 사용한 몸의 케어부터 **조기 발견, 조기 치료**라는 더 큰 장점을 얻을 수 있다.

먼저 몸 어딘가에 통증이 있는데 원인을 알 수 없거나 만성화된 증상이 있다면 TP를 찾아보는 것도 하나의 좋은 방법이 될 수 있을 것이다.

## 좋지 않은 부위부터 TP의 위치를 찾는다

TP를 이용한 치료에서는 통증이 발현된 부위 이외의 부위에 실시함으로써 지금까지 직접 치료를 해도 전혀 개선되지 않았던 환부가 거짓말처럼 좋아지는 사례가 많다. 이런 증상을 모은 결과, 현재는 어떤 증상과 이를 일으키는 TP와의 관계를 매우 정확하게 매핑할 수 있게 되었다.

25쪽에 나오는 표가 그 주요 패턴인데, 이를 보면 알 수 있듯이 그중에는 언뜻 보면 근육과는 관계가 없는 듯한 치통이나 **과민성 대장 증후군** 또는 시각 장애나 **타액 과다증** 등 통증 이외의 이상에도 TP의 활용에 따라 개선의 여지가 생긴다.

🔓 키워드

**과민성 대장 증후군**
염증이나 궤양과 같은 기질적인 질환으로 인정되지는 않지만, 설사나 변비, 복통, 복부 팽만감과 같은 불쾌함이 계속되는 증상을 말한다. 연령별로는 20~40살. 성별로는 여성에게 많으며, 원인을 특정하기가 어렵지만 소화 기관의 운동 이상이나 지각 과민, 정신적인 스트레스 등과 같은 복합적인 요인이 얽혀 있다고 할 수 있다.

**타액 과다증**
침이 과도하게 분비되는 증상을 말한다. 타액의 양이 늘어나는 진성 타액 과다와 심리적으로 침이 많다고 느끼는 가성 타액 과다로 나뉜다.

🖊 메모

**TP의 장점**
전문적인 치료를 위해 TP의 위치를 특정하는 경우 실제로는 가동범위 검사를 비롯한 고도의 기법도 필요하다. 그런데 너무 정확하게 특정하려고 하면 간편하게 할 수 있다는 TP의 장점이 사라져 버린다. 우선은 TP를 친근한 것으로 수용하고 통증의 발생원을 폭넓게 찾는 것이 중요하다.

# 증상으로 예측할 수 있는 통증 유발점 부위

아래의 표는 증상과 통증 유발점(TP)이 일어나기 쉬운 부위를 정리한 것이다.

| 증상 | TP가<br>일어나기 쉬운 부위 |
|---|---|
| 악력 저하 | 극하근, 사각근, 손의 신근, 완요골근, 단모지외전근 |
| 발목 불안정 | 전경골근, 비골근 |
| 발가락 경련 | 장지신근 |
| 숨이 찬다 | 견갑거근, 사각근 |
| 1회 환기량 감소 | 전거근, 늑간근 |
| 연하 곤란 | 두장근, 경장근, 내측익돌근, 악이복근 |
| 구토 | 복근(특히 복직근) |
| 소리와 빛에 대한 과민 | 후두근 |
| 계단을 오르지 못한다 | 척주기립근, 요방형근, 전경골근, 가자미근, 장지굴근 |
| 악관절증 | 외측익돌근, 교근(심부) |
| 침침한 눈, 시력 장애 | 두판상근, 안근, 흉쇄유돌근(흉골두), 승모근 상부, 안륜근, 교근 |
| 차멀미·배멀미 | 흉쇄유돌근 |
| 결막염·안구 충혈 | 전두근, 안륜근(상부), 흉쇄유돌근(흉골부) |
| 설사 | 복직근 우하부, 복횡근 |
| 이폐·청력 저하·청각 과민·난청 | 내측익돌근, 외측익돌근, 교근 |
| 딸꾹질 | 횡격막 |
| 소화불량 | 복직근 |
| 식품 알레르기 | 복횡근 |
| 식욕 부진 | 복직근 |
| 착좌 곤란 | 대둔근, 내폐쇄근, 소둔근, 대내전근(상부) |
| 기침·마른 기침 | 대흉근·소흉근·흉쇄유돌근(흉골두) |
| 선 조직 비대 | 악이복근, 흉쇄유돌근(흉골두) |
| 천통 | 복횡근, 복직근 |
| 족저근막염 | 발의 천층·심층근 |
| 대퇴부와 하퇴부 근력 저하 | 대퇴직근 |
| 주의력·집중력 저하 | 전두직근, 외측두직근 |

| 증상 | TP가<br>일어나기 쉬운 부위 |
|---|---|
| 청각 과민 | 측두근, 내측익돌근 |
| 오래 앉아 있으면 다리가 근질거리는 증후군 | 대둔근, 이상근 |
| 손에 든 사물의 무게를 알기 어렵다 | 흉쇄유돌근 |
| 눈물 과다 | 측두근(전부·중앙부), 흉쇄유돌근(흉골부), 전두근, 안륜근(상부) |
| 목의 위화감 | 경장근, 두장근, 악이복근 |
| 구역질 | 복부의 근육, 방척주근(상흉부), 복횡근, 측두근 |
| 코막힘·부비동염 | 교근, 저작근, 내측익돌근, 외측익돌근 |
| 치통·지각 과민 | 흉쇄유돌근(쇄골두), 승모근, 교근, 측두근, 승모근 상부, 악이복근, 두장근 |
| 빛 조절 기구의 장애 | 흉쇄유돌근 |
| 무릎에 힘이 들어가지 않는다 | 대퇴직근, 슬와근 |
| 복부 팽만 | 복직근, 복횡근 |
| 부인과 질환 | 이상근, 회선근, 골반저근 |
| 이갈기 | 측두근 |
| 변비 | 복근, 내폐쇄근 |
| 직립 곤란 | 장요근 |
| 이명 | 외측익돌근, 내측익돌근, 교근, 두판상근, 흉쇄유돌근, 측두근 |
| 체함 | 외복사근(상부), 복직근(검상돌기 부근), 복횡근 |
| 눈 통증 | 흉쇄유돌근, 두장근(후두부) |
| 어지럼증 | 흉쇄유돌근, 승모근 상부, 두판상근, 경반극근, 측두근 |
| 손가락 경련 | 완요골근, 전완신근 |
| 요통 | 요장늑근, 흉최장근, 이상근 그외의 외선근, 척주기립근, 요방형근, 중둔근, 대요근 |
| 침 과다 분비 | 측두근(중앙부) |
| 옆구리 통증 | 전거근, 외복사근, 횡격막 |

# 통증 유발점을 찾는 법

**POINT**

- 근육의 멍울을 찾는다.
- 손끝으로 압력을 가해 심하게 아픈 부위를 찾는다.
- 만질 때는 근섬유를 가로지르듯이 쓸어내린다.

## 위치를 특정하기 어려운 통증

TP를 찾아내려면 먼저 다음과 같은 점에 주목해야 한다.

1. 근육에 **색상경결**(멍울)이 있는지
2. 압력을 가하면 심하게 아픈 부분이 있는지
3. 주위 조직보다 뜨겁거나 차다고 느끼는지
4. 피부의 탄력이 없어진 부위가 있는지
5. 병에 걸린 부위 이외에 아픈 부위(관련통)가 존재하는지

누르면 아프다고 해서 TP의 조건을 만족시키는 것은 아니다. 대부분의 경우, 근육 위에 멍울이 있고 이곳을 누르면 대부분 둔탁한 아픔이나 뻣뻣함을 느끼는 것이 TP이다. 그런데 가령 둔탁한 통증이 있어도 아픈 곳은 '분명 여기'라고 특정할 수 있는 경우에는 근육 손상이 원인이 아닐 가능성이 있다. 통증을 느끼는 부위가 명확하지 않고 왠지 이 부근이 아픈 것 같다고 여기는 것도 TP의 특징이다.

## 손가락으로 촉진

TP를 찾아내는 데는 손가락을 사용한 **평면촉진법**이라는 촉진이 가장 일반적이다. 먼저 멍울 같은 것이 느껴지거나 통증을 느끼는 부위에 피부 표면부터 손가락(지문이 있는 부분을 사용)을 댄 다음 그대로 근섬유를 가로지르면서 TP가 있다고 예상되는 부위 주변을 쓸어내리면서 촉진해 나간다. 손가락으로 쓸어내리는 도중 TP 위를 통과한 경우, 도피반응을 보이는 경우가 있는데, 이것이 TP 발견의 큰 단서가 된다. 여러 근육에 TP가 있는 경우에는 관련통의 패턴이 겹치는 경우도 있다.

**시험에 나오는 어구**

**도피 반응**
피부를 강하게 자극하면 자극을 받은 피부 아래에 있는 근육이 자극을 피하려고 갑자기 움직이기 시작하는 반응을 말한다. 이때 수축하는 근육 또는 이완하는 근육을 각각 '기능적 굴근', '신근'이라고 한다.

**키워드**

**TP 특유의 통증**
TP에는 정지해 있을 때보다 그 부위의 근육을 움직이고 있을 때 통증이 더 심해진다는 특징도 있다.

**조직의 촉감 변화**
근육이 손상된 부위에서는 탄력 정도나 온도가 변화하여 주위와 다른 촉감이 드는 경우가 많다.

**TP의 압박**
활동성 TP를 압박하면 관련통 패턴이 생기는 경우가 많다(관련통 패턴에 대해서는 12~17쪽 참조).

## 손가락을 사용해 통증 유발점 찾기

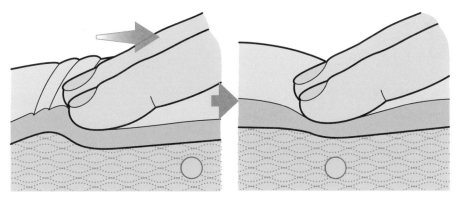

TP를 찾을 때는 손가락의 평평한 부분(지문 부분)을 사용하여 멍울이나 통증이 있는 부위를 만진다.

손가락으로 근섬유를 가로지르듯이 쓸어내리면서 촉진한다.

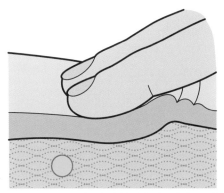

활동성 TP 위를 통과하면 압박을 받은 자극에 따라 근육에 도피 반응(점프 사인)이 나타나는 경우가 있다.

### 집는 촉진 방법

TP가 있는 부위를 손가락으로 집으면 근육에 국소단수축 반응이 일어난다. 이는 근섬유의 반응성이 증대되기 때문이다.

### ●국소단수축 반응(Lacal Twitch Response, LTR)이란?

다른 말로 '연축(攣縮)'이라고 한다. 단수축은 활동 전위를 발생시키는 척추 동물의 골격근에서 일어나는 수축 활동의 최소 단위이다. 이 경우에는 근육이 있는 부위가 한 번의 활동 전위에 의해 재빨리 수축하는 것을 의미하는데, 근육이 흠칫하고 튀어오르는 이미지라고 생각하면 된다.

# 손으로 시술하는 치료

**POINT**
- TP 치료에는 엄지손가락 또는 검지손가락을 사용한다.
- 한 번에 누르는 시간은 약 3~4초이다.
- 허혈 상태를 만든 후 단숨에 혈류를 방출한다.

## 혈액 흐름을 활발하게 만들어 발통 물질을 내보낸다

27쪽의 방법을 사용하여 대략의 TP 위치가 파악되었다면 실제로 치료를 실행한다. 이 책에서는 손쉽게 할 수 있는 셀프케어도 고려하여 손가락을 사용한 치료를 중심으로 설명한다.

먼저 발견한 **색상경결** 부분을 엄지손가락 또는 검지손가락을 사용하여 압박해 본다. TP는 작은 점이라기보다 넓은 존으로 이루어진 경우가 많기 때문에 어느 부분이 특히 더 아픈지를 찾으면서 눌러 나간다. 조금씩 부위를 옮겨가며 눌러 나가다 보면, **가장 통증이 심한 부분이 TP이다.**

한 번에 누르는 시간은 약 **3~4초**로 한다. 그다음에 누르고 있던 손가락을 단숨에 들어올린다. 이 방법을 '허혈성 압박'이라고 하는데, 압박을 가함으로써 허혈 상태가 된 부위에 갑자기 혈액을 방출함으로써 통증의 원인 물질을 흘려 보내는 효과가 있다. 더욱이 혈액의 흐름이 활발해지면 근육의 긴장도 풀어진다. 누르고 있는 부위의 조직이 편하게 움직이면 '이완된 상태', 딱딱하고 두껍게 느껴지면 '긴장된 상태'라고 판단한다.

## 압박하는 손가락은 신체 부위의 표면에 대해 수직 방향

압박하는 손가락의 방향은 **TP를 향해 똑바로 하여** 신체 부위의 표면과 수직이 되도록 하는 것이 원칙이다. 눌러도 관련통이 잘 재현되지 않을 때 각도를 조금 바꿔 보는 것이 좋다. 신체 표면은 보통 울퉁불퉁해서 자신이 수직이라고 생각한 방향이 반드시 올바른 각도라고 할 수 없다.

**키워드**

**허혈 상태**
말초 조직에 대한 혈액 공급이 갑자기 부족하여 국소적 빈혈을 일으키는 상태를 말한다. 반대말로는 충혈 상태가 있다.

**메모**

**관련통이 재현되지 않는 경우**
TP를 눌렀는데도 관련통과 다른 증상이 재현되지 않는 경우라도 일시적으로 증상이 개선되었다면 그곳이 그 증상에 대한 TP라고 생각할 수 있다. 근육을 대칭으로 누르는 것도 효과적이다. 대부분이 경우, 증상을 일으키지 않는 반대쪽의 똑같은 근육에 압력을 가하면 압통이 발생한다.

**관련통 부위의 치료**
어떤 근육의 TP가 원인이 되어 다른 부위의 근육에 통증이 발생하는 경우에는 TP가 있는 근육을 먼저 치료한 후 관련통 부위를 치료한다.

## 손가락을 사용한 통증 유발점 치료 방법

TP가 존재할 가능성이 있는 부위를 '트리거 존'이라고 한다. 관련통 부위에서 TP가 발생한 근육을 찾는 방법은 12~17쪽에 있는 '통증으로 찾는 통증 유발점', 증상에서 TP를 짐작하는 방법은 25쪽에 있는 '증상으로 예측할 수 있는 통증 유발점 부위'를 참조하기 바란다.

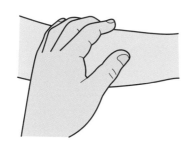

**1**

여러 통증 유발점 중에서 가장 통증이 심한 부위나 관련통을 일으키는 부위를 찾는다.

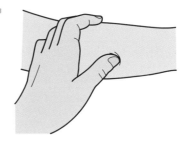

**2**

엄지손가락 또는 검지손가락을 사용하여 TP를 향해 수직으로 누른다. 한 번에 누르는 시간은 3~4초로 한다.

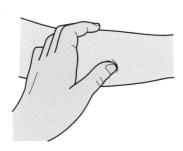

**3**

혈류가 정체된 상태를 만든 후 단숨에 손가락을 떼어 혈류를 재개시킨다.

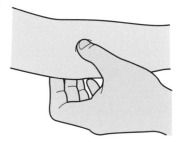

**4**

관련통이 재현되지 않을 때는 누르는 손가락의 각도를 미세하게 조정해 본다. 단, 관련통이 일어나지 않아도 일시적으로 증상이 완화되었다면 효과가 나타난 것으로 볼 수 있다.

# 치료 시 주의해야 할 점

- 근육을 충분히 따뜻하게 한 후에 시술한다.
- 근육의 긴장을 풀어준 후 색상경결을 찾는다.
- 중병이 있는 사람은 시술을 피한다.

## TP가 있는 부위의 깊이에 따라 압박의 세기를 달리한다

다음은 TP 치료 시 주의해야 할 점이다. 치료를 시작할 때 먼저 신경 써야 할 점은 **근육을 적당히 따뜻하게 한 후에 시술해야 한다**는 것이다. 몸이 찬 상태로 시술하면 오히려 근육에 상처를 입히게 된다. 근육이 긴장하여 굳어 있으면 색상경결과 그 이외의 부위와의 차이를 알기 어려우므로 따뜻하게 함과 동시에 **근육 전체를 가볍게 풀어 두는 것**도 중요하다.

촉진 시 압박의 세기는 연부 조직에 발생한 기능 장애의 깊이에 따라 달라진다. 대부분의 신체 부위는 피부, 근막, 근조직, 근초라는 4개의 층으로 구성되는데, 보통 기능 장애가 천층(얇은 층)에 있을수록 압박의 세기를 약하게 하는 것이 원칙이다. TP 치료는 통증의 원인 부위를 직접적으로 자극하는 시술이 만큼 자극의 양에 주의해야 한다. 환부 위에 있는 표면 조직에 손상이나 불쾌감을 주지 않도록 한다.

## 장시간 케어하는 것은 역효과

정맥류, 개방외상, 감염증, 추간판 헤르니아, 추간판 팽융, 정맥염, 혈전정맥염, 혈전이 있는 부위 등에 압박을 가하면 증상을 악화시킬 우려가 있으므로 삼간다. 악성 종양이 있는 사람이나 중증 골다공증, 빈혈이 있는 사람도 마찬가지이다. 또한 다른 사람에게 시술을 받는 경우이든 셀프케어를 하는 경우이든 너무 오랜 시간 동안 시술을 하면 **역효과**가 난다. TP를 누를 때는 한 번에 3~4초 정도, 아무리 길어도 **압박 시간은 1분 이내**로 한다.

 키워드

**근막**
근막은 크게 피하 조직인 천근막과 근육의 근막인 심근막으로 나뉜다. 둘 다 피부와 뼈·근육 사이에 존재한다. 피하 조직은 소성 결합 조직과 지방 조직이 얽혀 있는 것으로, 피부와 근육의 근막을 연결한다.

**근초**
골격근 섬유를 감싸는 세포막을 말한다. 근섬유의 핵은 근초에 접해 존재한다.

**근초**
체표에 결손이 있는(상처가 열린) 외상을 말한다. 세균 감염의 위험성이 높다. 비개방성 외상은 타박상 등 심부에 손상이 있는 장애를 말한다.

 메모

**TP를 압박하는 시간의 길이**
TP에 국한되지 않고 체표에 1분 이상의 입력을 가하면 혈액순환이 끊겨 TP를 악화시킬 우려가 있다.

## 통증 유발점 치료의 주의점

● 몸을 적당히 따뜻하게 한 후에 시술을
시작한다

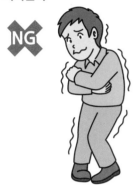

몸이 차가운 상태에서는 시술하지 않는다. 체온이 낮
은 겨울은 특히 주의해야 한다.

● 근육의 긴장을 완화시킨 후에 시술한다

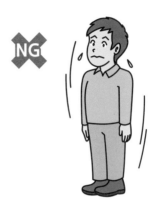

치료를 받는 사람의 긴장을 풀어 준 후에 시술에
들어간다.

● 너무 심한 자극을 주지 않도록 주의한다

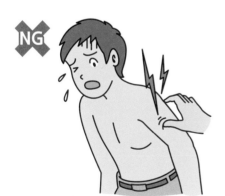

강한 힘으로 자극을 가하는 시술은 피한다.

● 무거운 질환이나 외상이 있는 부위는
피한다

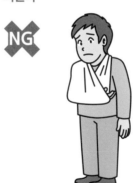

상처나 병이 있는 사람은 시술을 피한다.

 주의!

TP를 치료할 때 한 번의 치료에 많은 부위를 시술하지 않도록 한다. 다양한 부위
를 동시에 누르면 문제가 되는 증상에 대해 어떤 부위에서 효과가 있었는지 알기
어렵다.

# TP를 예방하기 위한 영양학

대사의 좋고 나쁨이나 피로가 TP의 형성과 지속화에 영향을 미치는 것은 틀림없는 사실이다. 따라서 섭취하는 영양소에 신경을 쓰는 것이 매우 중요하다.

먼저 피로 회복에 빼놓을 수 없는 것으로 비타민 $B_1$, $B_6$, $B_{12}$ 가 있다. 당질로부터 에너지를 만들어 내는 데 도움이 되며 신경 기능을 정상적으로 움직이는 작용이 있는 비타민 $B_1$은 돼지고기나 대두에 많이 포함되어 있다. 단백질 대사에 도움이 되는 $B_6$는 등푸른 생선이나 바나나, 적혈구 생성에 작용하는 $B_{12}$는 간이나 모시조개와 같은 조개류에 풍부하다. 감귤류나 감자에 포함되어 있는 비타민 C에는 운동 후의 통증을 경감시키고 모세혈관을 강화시키는 작용이 있다.

칼슘, 마그네슘, 칼륨, 철 등으로 대표되는 미네랄도 근육 기능을 유지하는 데 필요한 영양소이다. 칼슘은 어패류 외에 잎채소, 아스파라거스, 우유, 양배추, 다시마 등에 들어 있다. 마그네슘도 어패류, 해초류, 고기 등에 풍부하다.

수분 보충도 잊어서는 안 된다. 운동 시에 일어나기 쉬운 탈수증은 수분뿐만 아니라 미네랄도 빼앗아 간다. 일반적으로 성인은 하루에 약 2.2리터의 물을 마실 필요가 있다고 하는데 여름이나 운동을 하는 날에는 1.1리터 이상의 수분을 더 보충해야 한다. 이때 땀을 흘려서 빼앗기는 염분을 보충하는 것도 고려해야 한다. 염분 부족은 근육의 경련을 유발한다.

이와 반대로 너무 많이 섭취하지 않도록 주의해야 하는 것이 커피나 녹차 등에 포함된 카페인이다. 카페인은 근섬유의 수축을 일으키기 쉽고 TP의 통증을 증가시킬 가능성이 있다. 또 알코올은 혈중 엽산을 감소시킨다. 녹색 잎에 많이 포함되어 있는 엽산은 수용성 비타민으로, 이것이 부족하면 세포의 생산이나 재생에 방해가 되므로 역시 TP의 형성과 지속화로 이어진다. 식생활 개선은 비교적 실행하기 쉬운 방법이므로 오늘부터라도 실천할 것을 권장한다.

# 2장

## 머리 · 얼굴 · 목의 근육

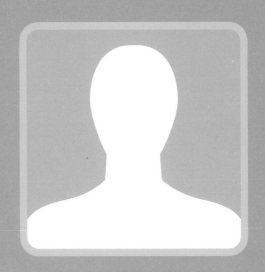

**통증과 그 통증의 원인으로 여겨지는 근육의 통증 유발점(파란 색 원)**

# 전두부의 통증

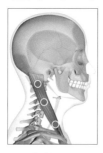

흉쇄유돌근
→P54

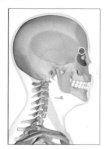

안륜근
→P40

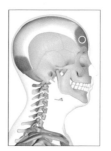

전두근
→P38

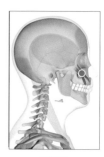

협골근
→P42

# 측두부의 통증

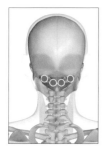

후두하근
→P52

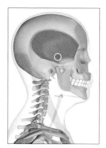

측두근
→P46

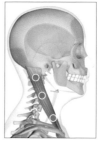

흉쇄유돌근
→P54

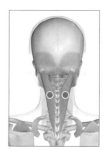

핀싱근
→P60

# 두정부의 통증

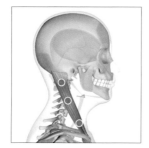

흉쇄유돌근
→P54

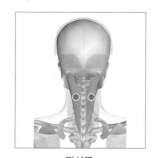

판상근
→P60

통증 유발점이 여러 개 있는 경우에는 통증에서 가까운 위치부터 촉진한다.

# 후두부의 통증

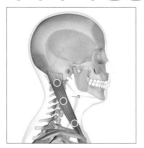

흉쇄유돌근
→P54

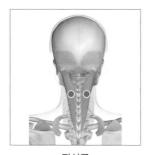

판상근
→P60

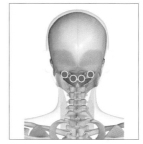

후두하근
→P52

# 눈의 통증

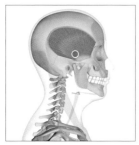

측두근
→P46

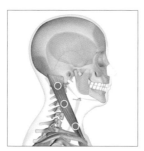

흉쇄유돌근
→P54

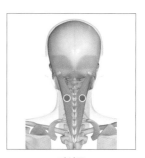

판상근
→P60

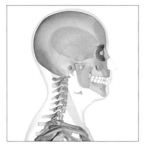

안륜근
→P40

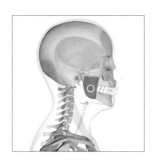

교근
→P44

# 볼의 통증

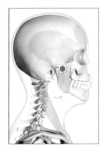

외측익돌근
→P48

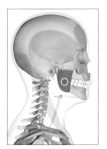

교근
→P44

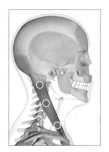

흉쇄유돌근
→P54

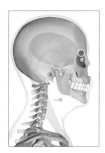

안륜근
→P40

# 귀의 통증

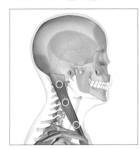

흉쇄유돌근
→ P54

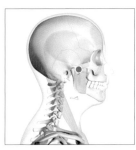

외측익돌근
→P48

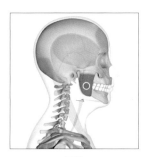

교근
→P44

# 이의 통증

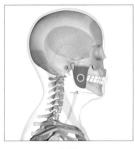

교근
→P44

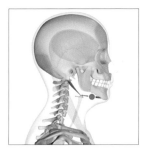

악이복근
→P50

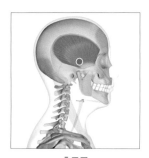

측두근
→P46

# 전경부의 통증

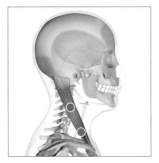

흉쇄유돌근
→P54

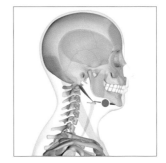

악이복근
→P50

# 후경부의 통증

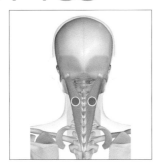

판상근
→P60

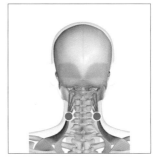

견갑거근
→P58

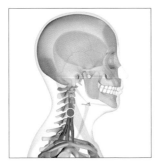

사각근
→P56

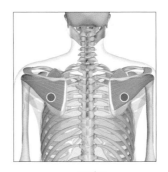

극하근
→P70

# 전두근

- 전두근은 두피 전면을 뒤쪽으로 당기는 움직임을 담당하는 근육이다.
- 이마에 가로 주름을 만드는 동작이 TP를 일으키는 경우가 많다.
- 편두통으로 오진하지 않도록 주의해야 한다.

## 이마에 찌르는 듯한 통증이 따른다

전두근은 사람의 머리 부위에 있는 **천두근** 중에서 두개 주위의 두개 표층근(후두전두근)에 포함되는 근육이다. **모상건막**에서 시작하여 안륜근, 비근근과 섬유를 교차시키면서 전두개를 덮는 근막에서 끝난다. 두피 전면을 뒤로 당김으로써 눈썹을 들어올리거나 전두부에 가로 주름을 만드는 작용을 한다. 촉진을 할 때는 환자가 배와위 자세(등을 붙이고 얼굴을 위로 향하는 자세)를 취하게 하고 시술자는 테이블 머리 쪽에 앉은 후 촉진할 손가락을 환자의 이마에 얹는다. 이 상태에서 눈썹을 들어올리면 전두근의 수축을 만져서 알 수 있다.

### 원인

전두근의 TP는 해당 근육을 혹사시키거나 외상을 입히는 원인이 된다. 근육 혹사의 전형적인 예는 이마에 가로 주름을 만드는 동작으로, 급성과 만성이 있는데 둘 다 오래갈 가능성이 있다.

### 경향

전두부의 두통을 일으키는 경향이 있다. 또 안와상신경의 **교액(絞扼)**을 일으키는 경우가 많은데, 이때는 쿡쿡 찌르는 듯한 증상이 따르는 두통으로 나타나는 경우도 있다.

### 주의해야 할 점

이 TP의 관련통 패턴은 흉쇄유돌근, 측두근, 교근, 안륜근, 대협골근의 TP 관련통 패턴으로 오진하는 경우가 많으므로 주의해야 한다. 또 편두통으로 오진하는 경우도 있다.

 시험에 나오는 어구

**천두근**
머리의 근육 중에서 표층에 있는 근육을 통틀어 말한다. 근육의 한쪽이 피부에 정지해 있는 것이 특징이다.

**모상건막**
두정부를 덮고 있는 얇고 튼튼한 결합 조직으로 된 막이다. 전두근·후두근·측두두정근과 결합한다.

 키워드

**교액(絞扼)**
조이는 것. 조직이나 혈관 등이 압박당한 상태를 말한다.

 메모

**전두근의 피로**
이마에 주름을 잡는 동작은 컴퓨터를 장시간 사용하거나 맞지 않는 안경을 사용하거나 불안이나 과로 등과 같이 본인도 무의식중에 하는 경우가 많다.

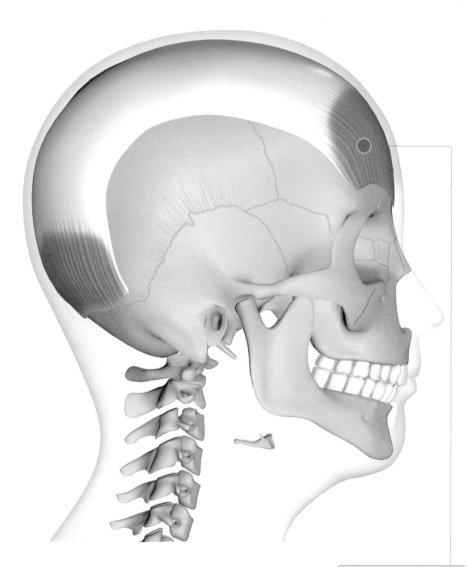

## 근육의 위치와 특징

전두부에 있는 근육이다. 후두근이 끝나는 모상건막에서 시작하여 전
두골을 덮는 근막에서 끝난다. 두피 전면을 뒤쪽으로 당김으로써 눈썹
을 들어올리는 작용이 특징이다. 머리의 표면에 있기 때문에 비교적 촉
진하기 쉽다.

### 통증 유발점

이마 쪽

### 시술 방법

두개골을 향해 근막 전체를 수직으
로 힘주어 누른다.

# 안륜근

- 눈 주위를 둘러싸 눈을 닫는 근육을 말한다.
- 눈꺼풀을 혹사하면 TP를 일으킨다.
- 부비동염이나 두통으로 오진하기 쉽다.

## 눈을 둘러싸 눈꺼풀을 상하로 움직이게 하는 근육

표정근 중 하나인 안륜근은 눈 주위의 안검근에 속하는 근육이다. 안륜근은 다시 **안검부, 안와부, 누낭부**로 나뉜다. 안륜근의 시작은 전두골의 코 부분인 누골누낭구 전부로, 상악골 전두돌기 및 내측 안검인대와 그 변연에서 시작하여 안와 주위의 피하에서 끝난다. 안검부는 상안검부와 하안검부가 전누낭릉과 내안각을 잇는 내측 안검인대와 부근의 뼈에서 시작하여 외안각의 외측 안검봉선에 끝난다. 안와부는 내측 안검인대와 안와구의 내측연에서 시작하여 안검부를 둘러싸 외측 안검봉선에서 결합한다. 누낭부는 후누낭릉과 인접하는 안와면에서 시작하여 누낭의 뒤쪽을 통과한 후 상하 2개의 작은 근육 다발이 전외 방향으로 뻗어 안검부와 결합한다. 작용으로는 눈을 감거나 가늘게 뜨는 작용과 상검의 하제(下制), 하검의 거상(擧上)을 들 수 있다.

### 원인

근육의 급성·만성적인 혹사가 주요 원인이다. 예를 들어 눈을 가늘게 뜨는 버릇이 있거나 눈썹을 모으는 동작 등이 이에 해당한다. 흉쇄유돌근의 흉골두 TP로 인해 유발되는 경우도 있다.

### 경향

안륜근의 TP는 오래가며 코의 **동통**을 일으키는 경우도 있다.

### 주의해야 할 점

안륜근의 관련통 패턴은 다른 표정근이나 전두근, 흉쇄유돌근, 측두근, 교근 등으로 오진하지 않도록 주의해야 한다. 부비동염이나 두통과 구별하기 어려운 점에도 주의해야 한다.

시험에 나오는 어구

**안검부**
'눈꺼풀'을 말한다. 위쪽을 상검, 아래쪽을 하검이라고 한다.

**안와부**
안구가 들어 있는 두개골의 홈을 말한다. 사람의 안와는 전두골, 협골, 사골(篩骨), 접형골, 누골, 상악골, 구개골로 벽을 만들어 각각 '두개내강'과 '상안와열', '시신경공', '하안와열'이라 부르는 구멍으로 연결되어 있다.

**누낭부**
눈물을 눈에서 코로 보내는 눈물 길의 일부를 말한다. 코 연결 부위에 있으며 누소관에서 흘러들어 온 눈물이 모이는 주머니 모양의 부분으로, 아래쪽은 비누관으로 이어진다.

키워드

**동통**
통증을 의미하는 의학 용어를 말한다. 실제로는 어떤 조직 손상이 일어났을 때나 조직 손상을 일으킬 가능성이 있을 때의 불쾌한 감각으로 정의한다.

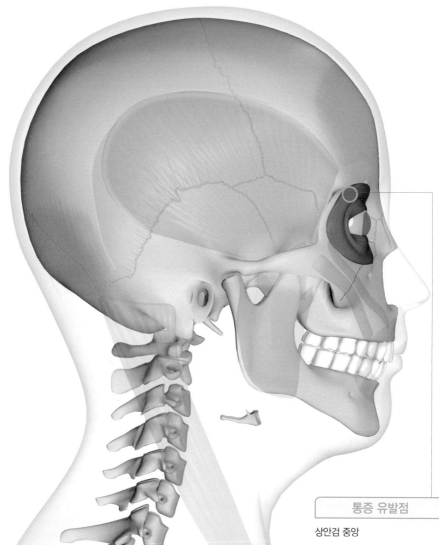

## 근육의 위치와 특징

눈 주위에 있으며 눈꺼풀을 위아래로 움직이게 하거나 눈을 가늘게 뜨게 하는 근육이다.

### 통증 유발점

상안검 중앙

### 시술 방법

환자가 수축과 이완을 반복하는 타이밍에 맞춰 근육 전체를 촉진한다. 안와를 둘러싼 부분의 압통 부위를 수직 방향으로 3초 정도 힘주어 누른다. 안구를 압박하면 혈압이 저하되므로 주의해야 한다.

# 협골근

**POINT**

- 협골(광대뼈)과 코 사이에 있어 입술을 움직이게 하는 2개 근육의 총칭이다.
- 무리한 표정을 계속 지으면 TP의 원인이 된다.
- 주요 관련통은 볼 위쪽부터 코, 앞이마에 걸쳐 발생한다.

## 관련 TP가 다른 표정근에도 발생한다

협골근은 **표정근** 중에서 협골(광대뼈)과 코 사이에 있어서 입술을 움직이게 하는 2개의 근육을 통틀어 말한다.

그중 하나는 대협골근으로, 이 근육의 협골에서 시작하고 구각(입꼬리)의 근막에서 끝난다. 다른 하나는 **소협골근**으로, 이 근육은 대협골근의 위쪽 광대뼈에서 시작하여 윗입술의 근막 및 근조직에서 끝난다.

대협골근은 입꼬리를 들어올리고 외측으로 당기는 작용을 한다. 소협골근은 윗입술을 들어올리고 외전하게 한다.

### 원인

급성·만성적인 근육의 혹사, 예를 들면 무리한 표정을 짓는 동작으로 인해 유발되는 경우가 있다. 협골근에서 TP가 발생하면 미소를 띠거나 입을 크게 벌리는 근육의 움직임이 곤란해진다.

### 경향

협골근의 TP는 볼 위쪽부터 코, 앞이마까지 **동통**이 퍼지게 하는 경우가 있다. 재채기나 눈 가려움, **부비동염**과 비슷한 통증을 유발하는 경우도 있다.

또한 관련 TP가 그 외의 표정근이나 **저작근**, 흉쇄유돌근, 승모근 상부 등에서 발생하는 경향도 있다.

### 주의해야 할 점

그 외의 표정근이나 저작근, 흉쇄유돌근, 승모근 상부의 TP로 인해 발생하는 관련통과 구별해야 한다. 또한 부비동염, 감기, 다른 질환이 원인이 되어 발생한 두통으로 오진하지 않도록 주의해야 한다.

 **시험에 나오는 어구**

**표정근**
얼굴의 피부 및 근막 안에 있는 표정근의 총칭이다. 표정근은 다시 눈을 움직이는 근육, 코를 움직이는 근육, 입을 움직이는 근육으로 나눌 수 있다.

 **키워드**

**부비동염**
부비강을 덮고 있는 점막이 세균이나 바이러스의 침입으로 염증을 일으키는 병을 말한다. 급성 부비동염과 3개월 이상 증상이 지속되는 만성 부비동염이 있다.

**저작근**
하악골(아래턱뼈)의 운동에 관여하는 근육의 총칭이다. '심두근'이라고도 하며 교근, 측두근, 외측익돌근, 내측익돌근 등의 네 종류로 분류한다.

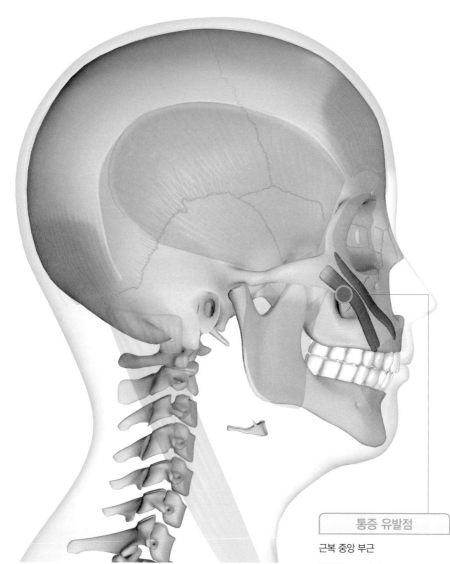

근복 중앙 부근

### 시술 방법

구륜근에서 협골궁에 걸친 선의 중앙 부근을 3초 정도 힘주어 누른다.

## 근육의 위치와 특징

대협골근과 소협골근은 광대뼈에서 구륜근 부근에 걸쳐 나란히 뻗어 있는 근육이다. 소협골근은 윗입술을 올리면 수축되기 때문에 대협골근과 구별할 수 있다.

# 교근

머리·얼굴·목의 근육

**POINT**
- 교근은 씹는 동작을 하기 위한 근육이다.
- 이를 악물면 외측에서 근육을 파악하기 쉽다.
- 턱 주변의 동통이나 눈 부음, 이명 등을 유발한다.

## 급성·만성적인 혹사가 동통이나 지각 과민의 원인이 된다

교근은 **저작근** 중 하나로, 천부와 심부로 나뉜다. 천부의 경우, 측두골과 협골로 이루어진 협골궁 앞 3분의 2 지점에서 시작하여 **하악골 교근조면** 하부에 끝난다. 심부의 경우는 협골궁 뒤 3분의 2 지점에서 시작하여 **하악골 교근조면** 상부에서 끝난다. 이 근육이 수축되면 하악골이 위로 올라가 씹는 동작을 하게 된다. 교근 자체는 비교적 표면에 있기 때문에 촉진이 용이하다.

### 원인

이를 꽉 악물거나 이갈이 등으로 인한 급성·만성적인 근육 혹사 외에 치아 치료 등으로 장시간 입을 크게 벌리는 동작을 하거나 머리를 앞으로 내미는 자세, 부정교합이 있는 경우도 TP의 원인이 된다.

직접적인 외상이나 정신적 스트레스가 원인인 경우에는 오래갈 수도 있다.

### 경향

측두하악관절(악관절)의 하악골 하제 제한, 상하턱 대구치 및 주변 잇몸부 통증·지각 과민, 부정교합, 동측 눈의 붓기·**이명**·**심부통** 등을 일으키는 경향이 있다.

### 주의해야 할 점

교근의 관련통 패턴은 승모근 상부, 흉쇄유돌근, 두반극근, 측두근, 외측익돌근, 협근, 안륜근 등의 관련통 패턴으로 오진하지 않도록 주의해야 한다. 치과 질환이나 다른 원인으로 인한 두통, **부비강염**과도 구별해야 한다.

 시험에 나오는 어구

**저작근**
저작 운동과 관련된 근육의 총칭으로, 주로 하악근이 운동한다. 교근, 측두근, 외측익돌근, 내측익돌근 등 네 종류로 분류된다.

**교근조면**
교근이 끝나는 부분을 말한다. 하악 분지 외면에 존재한다.

 **키워드**

**이명**
다른 사람에게는 들리지 않거나 실제로는 소리가 나지 않는데 귀 안쪽에 뭔가가 울리는 듯한 느낌을 말한다. 대부분의 경우, 이명의 발생에는 청각로의 장애가 관계되어 있다.

**심부통**
근육이나 골막에서 일어나는 통증을 말한다.

**부비동염**
부비강을 덮는 점막이 어떤 원인으로 염증을 일으키는 병을 말한다. 급성과 만성이 있다.

# 통증 유발점

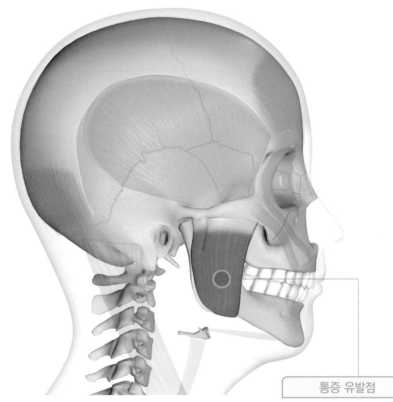

하악 부분

## 근육의 위치와 특징

턱에 위치하고 있는 근육이다. 이를 악물 때 근육이 수축
되어 부풀어 올라 턱 표면에 나타나므로 시각적으로 확인
하기도 쉽고 촉진하기도 쉽다.

### 시술 방법

구륜근에서 협골궁에 걸친 선의 중
앙 부근을 3초 정도 힘주어 누른다.

---

**COLUMN** 활동성 TP와 잠재성 TP

TP는 크게 활동성 TP와 잠재성 TP가 있다. 활동성 TP는 가동범위를 제한하고 통증이 현재 일어나
고 있는 TP이다. 이에 반해 잠재성 TP는 가동범위의 제한이나 근력 저하는 있지만, 통증을 수반하지
않는 타입의 TP이다. 잠재성 TP는 누구나 갖고 있을 가능성이 있어서 보통은 깨닫지 못하고 지내는
경우가 많지만, 무리한 자세나 뜻밖의 부상이 방아쇠가 되어 바로 활동성으로 바뀌게 된다. 잠재성 TP
를 활동시키지 않게 하기 위해서는 평소 발생 인자를 제거할 필요가 있다.

# 측두근

> **POINT**
> - 저작근 중 하나로 하악골을 움직인다.
> - 과도한 근육 사용이나 부정교합이 TP의 원인이다.
> - 다른 원인으로 인한 두통이나 치과 질환으로 오진하지 않도록 주의해야 한다.

## 상악 치아나 주변 잇몸의 동통이나 두통을 유발한다

측두근은 저작근 중 하나이다. 측두와에서 시작하여 하악골근돌기 및 하악지 전상면에 끝난다. 삼차신경의 제삼 분지인 하악신경의 분지 중 하나로, 심측두신경의 지배를 받고 근육이 수축하면 하악골이 위로 올라가 음식물을 씹을 수 있게 된다. 또한 하악골을 후방으로 당기는 움직임에도 작용한다. 촉진 시는 촉진하는 손가락을 측두와 위에 두고 환자에게 측두근의 수축과 이완을 교대로 하도록 지시한다. 환자가 이를 악물었을 때 측두근의 수축을 만져서 확인한다.

### 원인

주요 원인은 일상적인 이갈이나 이를 악무는 동작, 껌을 많이 씹는 행위, 손톱을 자주 물어뜯는 등 급성·만성적인 근육 혹사이다. 부정교합이나 정신적인 스트레스, 직접적인 외상 등에 의해서도 일어난다.

또한 흉쇄유돌근 등 다른 근육의 TP로 인해서도 일어나는 경우가 있다.

### 경향

측두근의 TP는 상악치아나 주변 잇몸의 동통·지각과민, 두통, 부정교합을 일으키는 경향이 있다. 또 대부분의 경우 오래간다.

### 주의해야 할 점

측두근의 TP는 승모근 상부, 흉쇄유돌근, 교근, 외측익돌근, 안륜근, 협근 등의 TP로 오진하지 않도록 주의해야 한다. 또한 다른 원인으로 인한 두통, 치과 질환, 측두하악관절의 질환 등과 구별할 필요도 있다.

**시험에 나오는 어구**

**측두와**
두개골의 양쪽 외측(안와 후방)에 있는 넓고 얇은 홈을 말한다. 대부분이 측두근으로 덮여 있다.

**삼차신경**
12쌍 있는 뇌신경 중 하나를 말한다. 안신경, 상악신경, 하악신경 등 세 가지 신경으로 나뉜다는 점에서 이런 이름이 붙었다.

**🔒 키워드**

**저작근**
하악골의 운동에 관여하는 근육의 총칭이다. '심두근'이라고 하며, 교근, 측두근, 외측익돌근, 내측익돌근으로 구성된다.

**수축과 이완**
신체의 각 부위에 대한 위치 변화(관절의 움직임)는 근육의 수축으로 일어나는 운동이다. 근육이 이완되면 관절을 움직이던 힘(견인력)이 약해진다.

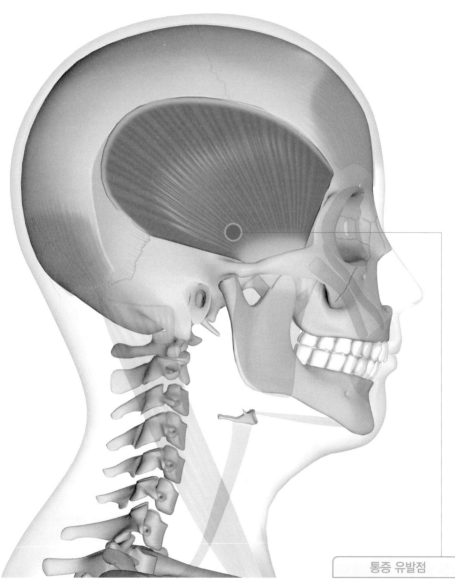

## 근육의 위치와 특징

이를 악물면 긴장하는 근육이다. 눈 바깥 끝에서 손가락
3~4 가로 방향 외측 관자놀이 주위에 존재한다.

### 통증 유발점

관자놀이

### 시술 방법

관자놀이를 두개골 방향으로 3초
정도 수직으로 힘주어 누른다.

# 외측익돌근

**POINT**
- 턱관절 주위에 위치하고 있는 근육이다.
- 턱관절의 혹사나 부정교합이 원인인 경우가 많다.
- 치아의 동통 등 다른 질환으로 오진하지 않도록 주의해야 한다.

## TP가 가장 많은 저작근

외측익돌근은 아래턱을 전방 또는 측방향으로 움직이는 기능을 담당하는 수의근이다. 4개의 저작근 중 하나로, 그중에서도 가장 TP가 많은 부분이라 할 수 있다. 촉진할 때는 환자가 위를 보고 눕게 하고(배와위) 시술자는 머리 쪽 또는 옆쪽에 앉는다. 환자의 구강전정에 촉진할 손가락을 넣고 상악치아 외면을 따라 어금니까지 훑은 후 상악치아 위의 치경부와 하악두 사이에 있는 작은 홈을 상방으로 누르면 외측익돌근의 내면을 만져서 확인할 수 있다.

### 원인

급성·만성적 근육 과용 부정교합, 머리를 전방으로 위치시킨 자세 등이 주요 원인이다. 또한 일상적으로 이를 악물거나 이갈이, 손톱 물어뜯기, 껌을 많이 씹는 행위가 근육의 과용으로 이어진다.

머리를 전방으로 위치시킨 자세는 하악골이 당겨져 외측익돌근에 무리한 수축을 일으키기 때문에 이것이 통증의 원인이 된다. 한 번 이 증상이 발현되면 오래가는 경우가 많은 것도 특징이다.

### 경향

이 근육의 TP는 측두하악관절의 심부통과 **크레피터스**(crepitus), 하악골의 동측에 대한 편이 제한, 부정교합, 볼을 찌르는 듯한 통증이나 협골근의 근력 저하, 이명 등을 유발하는 경향이 있다.

### 주의해야 할 점

턱관절 질환, 부비동염, 삼차신경통, 귀 감염증 등으로 오진하는 경우가 많으므로 주의해야 한다. 또한 치아 동통과도 구별해야 한다.

**시험에 나오는 어구**

**저작근**
하악골의 저작 운동에 관여하는 근육의 총칭이다. 일반적으로 교근, 측두근, 외측익돌근, 내측익돌근으로 구분한다.

**부정교합**
일반적으로 '삐뚤어진 이,' '덧니' 등으로 부르는 총생, '뻐드렁니'라 부르는 악전돌(전방 돌출), '주걱턱'이라 부르는 반대교합 등이 주요 부정교합이다.

**키워드**

**구강전정**
볼과 입술 안쪽 점막 부분과 위아래 치아 사이에 생긴 공간을 밀한다.

**크레피터스**
관절 연골의 파괴, 하악골의 골 흡수와 변성, 비대 등이 원인으로, 관절 잡음을 동반하는 증상을 말한다. 크레피터스음은 '득득,' '삐걱삐걱' 하는 소리로 나타나는 경우가 많다.

**메모**

**급성·만성적 근육 과용**
바이올린을 켤 때 턱으로 받치는 자세도 외측익돌근의 과용으로 이어질 가능성이 있다.

## 트리거 포인트

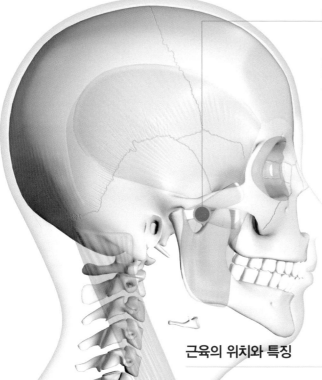

### 트리거 포인트

악관절(턱관절)

### 시술 방법

48쪽에서 설명한 방법으로 근육을 찾고 TP라고 판단되면 환부의 근육에 저항이 느껴질 때까지 천천히 압력을 가한다. 압박을 몇 초 동안 유지한다.

## 근육의 위치와 특징

4개의 저작근 중 하나로 악관절 주위에 위치하고 있는 근육이다. 작은 부분(상악)과 큰 부분(하악) 아래위로 나뉘어 상악은 첩형골대익의 측면 하면, 하악의 시작은 첩형골 익상돌기 외측판 외면에서 시작한다. 첩형골에서 시작하여 하악분지 후상단에 위치하고 있는 관절돌기의 경부 내면에 있는 관절포 및 관절원판에서 끝난다.

---

**COLUMN** **지압과 TP 치료는 다르다?**

손끝으로 압력을 가한다는 점에서 지압과 TP 치료는 비슷하다. 그런데 지압에서 문제가 되는 경혈과 TP가 똑같느냐에 대해서는 의견이 나뉜다. 경혈과 TP는 높은 확률로 일치한다고 한다. 그러나 TP는 색상경결에만 발생한다는 점이 경혈과 다르며 압력을 가함으로써 증상이 재현된다는 점이나 관련통 패턴을 일으킨다는 점은 TP만이 갖고 있는 특징이다. 그러므로 현시점에서는 경혈과 TP는 별개의 것으로 생각하는 편이 좋다. 단, 지압의 시술 방법을 TP 치료에 활용하는 것은 충분히 가능하다.

# 악이복근

POINT
● 하악골을 뒤 하방으로 당기는 작용을 한다.
● 힘줄을 사이에 두고 전복과 후복으로 나뉜다.
● 충치나 흉쇄유돌근의 긴장으로 오진하기 쉽다.

## 전복과 후복으로 나뉘는 경부의 근육

악이복근은 경부(목) 근육 중 하나이다. 설근과 연결되어 있는 설공상근으로 분류되고 가늘고 긴 모양을 하고 있으며 힘줄(건)을 사이에 두고 전복과 후복으로 나뉜다. 전복은 이설골근과 함께 설골을 앞 상방으로 들어올린다. 후복은 경돌설골근과 함께 뒤 상방으로 들어올린다. 하악골을 뒤 하방으로 당기는 작용도 한다.

또한 전복과 후복은 발생학적 유래가 다르다. 전복은 제1새궁(第一鰓弓)에서 유래하여 삼차신경의 분지인 악설골근신경의 지배를 받는 반면, 후복은 제2새궁에서 유래하여 안면신경의 지배를 받는다.

### 원인

비폐(鼻閉)로 인해 입으로 호흡을 하는 등 입을 연 상태가 계속되면 악이복근이 혹사당해 TP가 발생하기 쉽다. 측두근, 저작근, 내측익돌근 등 하악골 거상근이 과도하게 긴장하거나 **자동차 추돌 사고** 등으로 목이 젖혀질 때와 같은 외상으로 인해 일어나는 경우도 있다.

### 경향

하복의 TP는 하악절치 동통을 일으키는 경향이 있다. 이때 TP쪽 절치 2개에 더해 반대쪽 2개에도 같은 통증이 발생한다. 상복의 경우, 후두전두근의 TP를 일으키는 경향이 있다.

### 주의해야 할 점

충치 통증이나 흉쇄유돌근의 긴장으로 오진하지 않도록 주의해야 한다. 또한 악이복근은 경돌설골근과 구별하기 어려우므로 이 점도 주의해야 한다.

 시험에 나오는 어구

**설골**
하악과 인두 사이에 있는 U자 모양의 뼈를 말한다. 목의 근육에 의해 지지를 받으며 설골은 설근을 지지한다.

**경돌설골근**
악이복근의 후복을 따라 설골에 붙어 있는 경부 근육을 말한다. 설골을 약간 뒤쪽으로 들어올리는 작용을 한다.

**제1새궁·제2새궁**
새궁은 척추동물의 발생에 있어서 인두부에 생기는 기둥 모양으로 돌출된 형태물이다. 사람에게는 전부 6개가 있는데, 두부나 경부의 다양한 구조로 분화되어 있다. '인두궁'이라고도 한다.

 키워드

**비폐**
어떤 원인으로 비공이나 비강이 좁아져 호흡 장애를 받는 상태를 말한다. 일반적으로는 '코막힘'이라고 한다.

**뒷목 젖힘**
머리와 몸이 강한 충격을 받아 다른 방향으로 움직여 발생하는 증상을 말한다. '경추염좌'라고도 한다.

## 통증 유발점

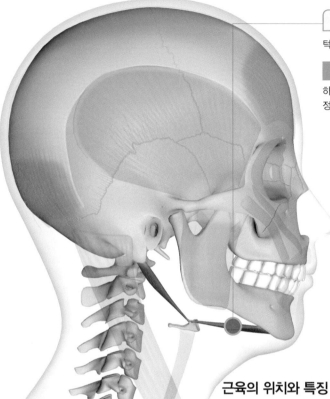

### 통증 유발점

턱 후방

### 시술 방법

하악골 하방을 수직 방향으로 3초 정도 힘주어 누른다.

## 근육의 위치와 특징

턱 후방 부근, 아래턱 옆에 위치하고 있는 근육이다. 전복이 설골을 전방으로, 후복이 설골을 후방으로 각각 들어올린다.

---

**COLUMN** ## 혀를 움직이면 입 근육이 릴랙스된다

턱관절이나 귀 안쪽을 압박할 때 심한 통증을 느끼는 사람이나 입을 크게 벌리는 것이 힘든 사람은 주변 근육에 TP가 존재할 가능성이 있다. 짐작 가는 것이 없어도 수면 중에 이갈이를 하거나 운동할 때 무의식적으로 이를 악무는 것이 원인인지도 모른다. 그럴 때는 TP 시술 치료에 더해 입의 근육을 릴랙스시키는 방법도 시험해 보자. 방법은 간단하다. 입 안을 혀로 원을 그리듯이 움직이는 것뿐이다. 코로 숨을 쉬면서 10번 정도 원을 그리면 된다. 통증 때문에 어려운 경우에는 가능한 범위 내에서 해도 상관없다.

# 후두하근

**POINT**
- 대후두직근, 소후두직근, 상두사근, 하두사근의 총칭이다.
- 머리를 뒤로 당겨 직립 자세를 취하는 움직임에 작용한다.
- 머리 위를 올려보는 자세가 TP를 유발한다.

## 머리 위를 올려보는 자세가 TP를 유발한다

후두하근은 후두부의 가장 깊은 곳에 위치하고 있는 대후두직근, 소후두직근, 상두사근, 하두사근의 총칭이다. 모두 머리를 뒤로 당겨 직립 자세를 만드는 작용에 관여한다. 대후두직근은 **축추**(제2경추)와 **후두골** 사이를 잇는 등 근육으로, 머리의 후굴, 측굴, 회선에 작용한다. 소후두직근은 환추(제1경추)와 후두골을 잇는 등 근육이다. 머리의 후굴, 측굴, 회선에 작용한다. 상두사근은 축추와 후두골을 잇는 등 근육으로, 머리의 후굴, 측굴, 회선에 작용한다. 하후두사근은 환추와 축추를 잇는 등 근육으로 머리의 후굴, 측굴, 회선에 작용한다.

### 원인

머리 위를 올려보는 동작을 계속하는 등 장시간에 걸쳐 머리를 신전시키는 자세를 취하면 급성·만성적으로 근육이 혹사당해 TP를 일으킬 가능성이 높다. 경추염좌와 같은 외상이나 목 부분을 극도로 차게 만드는 상황도 이와 마찬가지이다.

### 경향

후두하근의 TP는 환축관절을 사용한 축추의 대측 회전을 제한하거나 환추후두관절이나 환축관절의 관절 기능 부전을 일으키는 경향이 있다. 또한 확산성이 있는 두통의 원인이 되기도 한다.

### 주의해야 할 점

흉쇄유돌근이나 측두근, 경판상근 등의 TP 관련통 패턴으로 오진하지 않도록 주의해야 한다. 편두통이나 대후두신경통과 구별할 필요도 있다.

📖 시험에 나오는 어구

**축추**
추골 중 위에서 두 번째에 있는 뼈를 말한다. 제2경추. 축추와 환추(제1경추) 사이에 있는 환축관절은 몸의 축에 수직 회전축을 만들어 머리를 돌리게 한다.

**후두골**
두개골 뒤 하부를 구성하는 뼈 중 하나를 말한다. 사다리꼴로 굽어진 모양을 하고 있다. '대후두공'이라 부르는 큰 타원형 구멍이 열려 있어 두개강과 척주관을 이어 준다.

**환추**
추골에서 가장 머리에 가까이 있는 뼈를 말한다. 제1경추. 제2경추인 죽추와 함께 두개골과 척추를 잇는 관절을 형성하고 있다. 다른 추골에 비해 환추와 축추는 관절 가동범위가 상당히 큰 것이 특징이다.

🔒 키워드

**(정중) 환축관절**
환추와 축추의 치돌기로 형성된 관절을 말한다. 머리를 돌리는 작용을 한다.

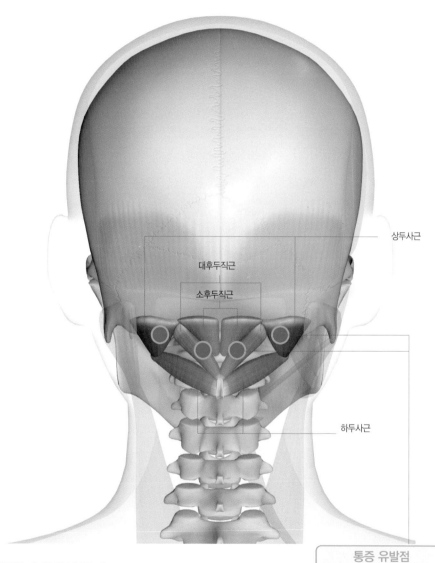

상두사근

대후두직근

소후두직근

하두사근

## 근육의 위치와 특징

후두골 아랫부분에 위치하고 있으며 '대후두직근', '소후두
직근', '상두사근', '하두사근'이라는 4개의 근육으로 이루어
져 있다. 목을 뒤로 젖히면 긴장된다.

통증 유발점

후두골 바로 아래

시술 방법

후두골 방향으로 압통이 있는 부분
을 3초 정도 힘주어 누른다.

# 흉쇄유돌근

**POINT**
- 흉골과 쇄골에서 시작하는 경부 근육을 말한다.
- 경부의 부자연스러운 자세나 조임이 TP의 원인이 된다.
- 부비강성 두통이나 삼차신경통으로 오진하는 경우가 있다.

## 경부의 굴곡이나 신전에 작용하는 근육

흉쇄유돌근은 경부(목)에 있는 근육 중 하나이다. 흉골과 쇄골에서 시작하고 측두골의 유양돌기에서 끝난다. **쇄골두는 흉골두의 아래 면 외측에 위치하며, 각각의 사이에는 틈이 벌어져 있는 것이 일반적이지만, 그 폭에는 개인차가 있다.**

흉쇄유돌근은 척추관절을 사용한 경부 하부의 굴곡, 머리와 경부 상부에서의 신전, 경부와 머리의 측굴, 경부와 머리의 대측 회선, 흉골과 쇄골의 거상 등에 작용한다.

### 원인

머리를 위로 올려보는 자세를 장시간 취하거나 근육의 호흡 기능을 과도하게 작용시킨 호흡이나 기침 등 급성·만성적인 근육의 혹사나 부자연스럽게 높은 베개를 베고 자서 강제적으로 근육의 수축이 일어나는 것이 TP의 원인으로 여겨진다. 또한 외상이나 장시간 목을 조이는 옷을 입는 등 과도한 자극에 의해서도 일어난다.

### 경향

경부와 머리의 관절 가동범위의 제한, 인두통, 시력 장애, 운동 실조, 청각 장애, 안검하수, 발한 과다 등을 일으키는 경향이 있다.

사각근, 광경근, 견갑거근, 승모근, 두판상근, 경판상근, 저작근, 악이복근 등에서 관련 TP가 발생하는 경향도 있다.

### 주의해야 할 점

부비동염의 두통이나 편두통, 흉쇄관절염, 삼차신경통 등으로 오진하는 경우가 많으므로 주의해야 한다.

 시험에 나오는 어구

**쇄골두·흉골두**
흉쇄유돌근 아래에 있으며 흉골에서 시작하는 쪽이 흉골두, 쇄골에서 시작하는 쪽이 쇄골두이다.

 **키워드**

**안검하수**
눈을 뜰 때 위 눈꺼풀이 처져 검은 눈동자에 해당하는 부분을 감춰 버리는 현상을 말한다. 처진 위 눈꺼풀에 의해 눈의 일부가 덮여버리기 때문에 시야가 좁아지는 등 기능 장애를 야기하는 경우가 있다.

**부비동염의 두통**
부비강은 비강에 있는 공동(空洞)이다. 이 부비강의 점막이 바이러스나 세균 등에 의해 감염되면 염증을 일으키고 두통의 원인이 되는 경우가 많다.

**삼차신경통**
안면의 지각 신경인 삼차신경에 기인하는 동통 발작을 말한다. 원인으로는 뇌저종양, 골막염, 눈이나 코의 질병, 인플루엔자 등의 감염증을 들 수 있으며 대부분은 턱 주변의 통증으로 나타난다.

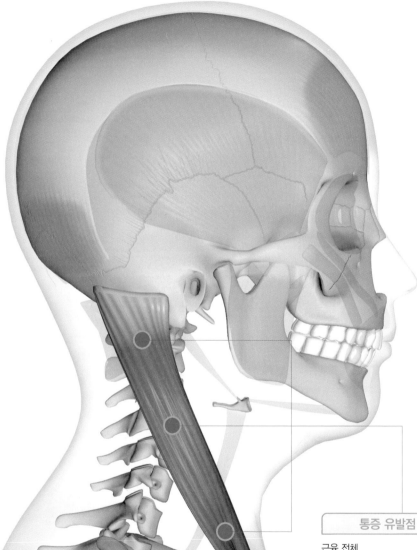

## 근육의 위치와 특징

귀 후방에 있는 유양돌기에서 흉골과 쇄골에 걸쳐 위치하
고 있다. 이마를 앞으로 내밀 때 긴장하는 것이 특징이다.

### 통증 유발점

근육 전체

### 시술 방법

유양돌기에서 약 손가락 하나 아
래, 근육의 중앙, 쇄골에서 손가락
1~2개 정도 위를 수직으로 3초 정
도 힘주어 누르거나 집는다.

# 사각근

**POINT**
- 경부척주의 가로돌기에서 평행으로 뻗어 있는 3개의 가늘고 긴 근육이다.
- 척추관절을 사용한 경부의 굴곡, 측굴, 대측 회선, 흉늑관절과 늑추관절을 사용한 제1·제2 늑골의 거상에 작용한다.

## 스트레이트 넥이 TP의 원인이 된다

　사각근은 **심경근** 중 경추부척주의 **가로돌기**에서 평행으로 뻗어 있는 가늘고 긴 근육이다. 전사각근, 중사각근, 후사각근으로 나뉜다. 전사각근은 제1늑골에서 시작하여 제3~제6경추의 가로돌기에서 끝난다. 중사각근은 제1늑골에서 시작하여 제2~제7경추의 가로돌기에서 끝난다. 후사각근은 제2특골에서 시작하여 제2~제7경추의 가로돌기에서 끝난다. 척추관절을 사용한 경부의 굴곡, 측골, 대측 회선, 흉늑관절과 늑추관절을 사용한 제1·제2늑골의 거상에 작용한다.

### 원인

　**스트레이트 넥**이나 만성폐색호흡기 질환으로 인한 **노력 호흡** 등 급성·만성적인 근육의 혹사가 원인이 되는 경우가 있다. 또한 외상에 의해 일어나는 경우도 있는데, 이 경우에는 오래 가기도 한다.

### 경향

　사각근의 TP는 흉곽 출구 증후군, 경부의 측굴·동측 회선의 제한, 장흉 신경으로 이어지는 신경근의 교액, 수면 시의 동통, 제1·제2늑골의 관절 기능 부전 등을 일으킬 가능성이 있다. 관련 TP가 흉쇄유돌근이나 승모근 상부, 두판상근 등에서 발생하는 경향이 있다.

### 주의해야 할 점

　견갑거근, 능형근, 상후거근, 쇄골하근, 극상근, 극하근, 소원근, 견갑하근, 광배근, 대원근, 삼각근, 오구완근, 상완이두근, 상완근, 상완삼두근, 단요측수근신근, 지지신근, 회선근 등 다양한 TP의 관련통 패턴과 구별할 필요가 있다.

**시험에 나오는 어구**

**심경근**
경부 근육 중 천경근 하층에 있는 근육의 총칭이다. 후두골에서 상위늑골에 걸쳐 경추의 전면과 측면에 세로로 뻗어 있는 근육들로 전사각근, 중사각근, 후사각근 외에 추전근군(두장근, 경장근, 전두직근)이 있다.

**가로돌기**
추골의 신경궁 양쪽에 돌출되어 있는 단단한 돌기를 말한다. 갈비뼈와 관절을 형성한다.

**스트레이트 넥**
본래 30~40°로 휘어져 있어야 할 경추의 자세가 무너지거나 경추의 피로로 인해 똑바로 되어 버리는 상태를 말한다. 머리의 중심이 앞으로 이동하기 때문에 목 근육이 긴장되고 만성적인 목의 통증이나 어깨 결림 등과 같은 증상이 나타난다.

**키워드**

**노력 호흡**
상기도의 폐색 등으로 부족해진 호흡량을 보충하기 위한 호흡을 말한다. 통상의 호흡에서 사용하는 횡격막이나 외늑간근에 더해 흉쇄유돌근·내늑간근·복근 등과 같은 보조 호흡근을 사용하게 된다.

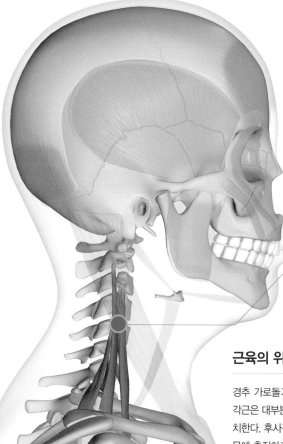

통증 유발점

측경부

### 시술 방법

경추 측방을 경추 가로돌기 방향으로 3초 정도 힘주어 누른다.

## 근육의 위치와 특징

경추 가로돌기 전방에 위치하고 있는 근육으로, 전사각근은 대부분이 흉쇄유돌근의 심부 바로 바깥쪽에 위치한다. 후사각근은 그 근육보다 더 깊은 곳에 있기 때문에 촉진하기 어렵다.

**Athletics Column**

## 고개를 숙이는 자세가 TP로 이어진다

앞으로 숙이는 자세(전경 자세)를 취하는 경우가 많은 사람은 머리, 얼굴, 턱 관절에 존재하는 근육과 관련된 TP를 형성하기 쉽고 더욱이 만성화되는 경우도 드물지 않다. 성인의 머리 무게는 5kg 전후인데, 그 무게가 몸 앞쪽으로 쏠리면 목에 큰 부담이 되어 균형을 유지하려고 부자연스럽게 턱을 내미는 자세가 된다. 환경을 바꾸는 것이 어렵다면 의식적으로 바른 자세로 되돌리려 노력할 필요가 있다. 발을 어깨 너비 정도로 벌리고 선 다음, 팔꿈치를 옆구리에 붙이고 좌우 견갑골을 붙인다는 느낌으로 가슴을 펴고 어깨의 위치까지 머리를 뒤로 젖힌다. 매일 2시간에 한 번 정도 간격으로 실시하는 것만으로도 자세를 개선할 수 있다.

# 견갑거근

POINT
- 제1~제4경추에서 시작하여 견갑골의 상각에서 끝난다.
- 견갑골의 거상과 하방 회선에 관여한다.
- 경추의 관절 기능 부전과 비슷한 증상을 보인다.

## 경추와 견갑골을 잇는 극완근

견갑거근은 등부 근육의 **극완근** 중 승모근과 겹쳐 있듯이 존재하며 경추와 **견갑골**을 연결하는 근육이다. 제1~제4경추에서 일어나 하방 외측을 향해 달려 견갑골의 안쪽 가장자리에서 끝난다. 견갑골을 위쪽으로 당기는 작용이 있어 대부분 마름모근이나 흉근 등과 함께 일하며 하방 회전을 한다. 견갑거근은 복와위 외에 좌위에서도 촉진할 수 있고 어느 자세이든 환자가 촉진하는 쪽 손을 허리 뒤로 돌리면 보다 쉽게 촉진할 수 있다.

### 원인

무거운 가방을 어깨에 메거나, 전화기를 귀와 어깨 사이에 끼고 통화하거나, 지팡이를 사용하여 장시간 걷거나 머리를 기울인 상태로 컴퓨터의 모니터를 보는 등 급성·만성적인 근육 단축·신장이 TP의 원인이 된다. 또한 과도한 정신적 스트레스와 경부냉증으로 인해 발생할 수도 있다.

### 경향

가장 많이 보이는 증상은 어깨 결림이다. 관련 TP가 승모근, 경판상근, 사각근, 경추의 척주기립근에 발생하는 경향도 있다.

### 주의해야 할 점

경추의 관절 기능 부전과 비슷한 증상을 보이므로 이로 오진하는 경우도 있다. 또한 사각근, 능형근, 극상근, 극하근의 TP와 구별할 필요도 있다.

시험에 나오는 어구

**극완근**
등 근육 중 등의 천층에 있는 근육의 총칭이다. 등 골격에서 시작하여 상지와 기능적으로 관련되어 있다. 견갑거근 외 승모근, 광배근, 능형근, 견갑거근이 이에 속한다.

**견갑골**
견갑대를 구성하는 뼈 중 하나이다. 어깨에 한 쌍이 있고 후방에서 갈비뼈를 감싸고 있는 대형 뼈로, 삼각형 모양을 하고 있다.

메모

**견갑거근의 TP 통증**
견갑거근의 TP는 주로 경부, 견갑골, 등, 견관절로 확산된다. 이런 통증은 근육 운동을 동반하지 않는 경우에도 악화되는 경우가 있다.

**극상근과 극하근의 관련통 부위**
극하근의 관련통이 극상근보다 심하게 느끼는 경우가 많으므로 이 점이 구분 방법이 된다.

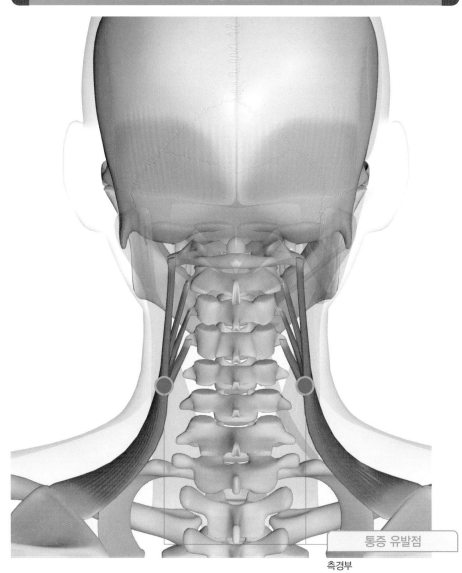

통증 유발점

측경부

## 근육의 위치와 특징

어깨를 들썩일 때 긴장하는 측경부 근육이다. 경추 측면에서 견갑골 상각을 잇는 선을 따라 뻗어 있으며 견갑골에 가까운 부분은 만지면 쉽게 알 수 있다. 한편, 경추에 가까운 상부는 두꺼운 승모근의 심부에 존재하기 때문에 강하게 압박하지 않으면 찾기 힘들다.

### 시술 방법

제5~제6경추의 바깥쪽(측경부의 중앙 부근)을 수직 방향으로 3초 정도 힘주어 누른다.

# 판상근

**POINT**
- 두판상근과 경판상근으로 이루어진 후경부의 근육이다.
- 머리와 경부의 신전·동측 측굴·동측 회선에 작용한다.
- 두통과 같은 다양한 관련통을 유발한다.

## 수축 시의 동통이나 경추관절 기능 부전과 관련

판상근은 **장배근** 중에서 후경(뒷목)의 심층에 위치하고 있는 근육의 총칭으로, 두판상근과 경판상근으로 나뉜다.

두판상근은 경추 및 흉추의 가시돌기에서 시작하여 외측 상방을 향해 뻗어 **측두골 유양돌기**, 후두골의 최상항선의 외측 3분의 1지점에서 끝난다. 경판상근은 제3~제7흉추의 가시돌기에서 시작하여 제1~제3 경추에서 끝난다. 두판상근이 머리와 경부의 신전·동측 측굴·동측 회선, 경판상근이 경부의 신전·동측 측굴·동측 회선에 작용한다.

### 원인

장시간 머리를 한쪽으로 돌린 자세를 하거나 앞으로 쳐든 자세 등으로 인한 급성·만성적인 근육의 혹사가 TP의 원인이 된다. 또한 경추 염좌와 같은 외상이나 목을 과도하게 차게 하는 상황에서도 유발된다.

### 경향

두판상근의 TP는 척추관절의 굴곡이나 대측 회선을 제한하고 동측의 수축 시 **동통**, 경추관절 기능 부전, 두통과 같은 관련통을 일으키는 경향이 있다.

### 주의해야 할 점

후두전두근이나 흉쇄유돌근의 TP로 오진하지 않도록 주의해야 한다. 경추관절 기능 부전이나 편두통, **경성사경** 등 TP 이외의 증상으로 오진하는 경우도 있다.

 시험에 나오는 어구

**장배근**
등의 깊은 곳에 있는 극배근 중 장근인 근육의 총칭이다.

**측두골 유양돌기**
측두골의 뒤 하방부, 골성 외이도의 후내측, 경상돌기의 외측에 위치하고 있는 원뿔 모양의 돌기로, 이개 뒤 부근의 체표면에서도 보이거나 만지면 알 수 있다.

 **키워드**

**동통**
통증을 의미하는 의학 용어이다. 실제로는 어떤 조직 손상이 일어났을 때나 조직 손상을 일으킬 가능성이 있을 때의 불쾌한 감각으로 정의한다.

**경성사경**
머리나 목의 근육 긴장 이상으로 인한 질환으로, 머리의 회선·측굴·전후굴, 견거상, 측완, 체간의 뒤틀림과 같은 증상으로 나타난다.

# 통증 유발점

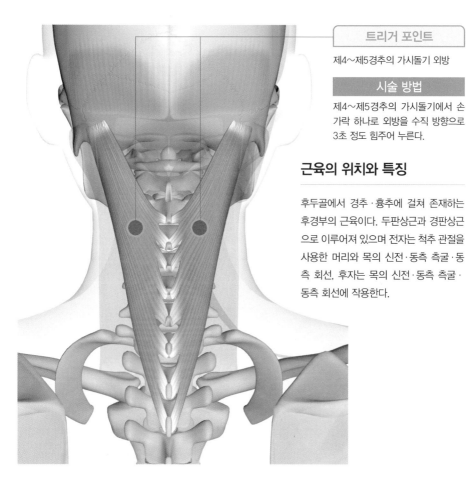

**트리거 포인트**

제4~제5경추의 가시돌기 외방

**시술 방법**

제4~제5경추의 가시돌기에서 손
가락 하나로 외방을 수직 방향으로
3초 정도 힘주어 누른다.

## 근육의 위치와 특징

후두골에서 경추 · 흉추에 걸쳐 존재하는
후경부의 근육이다. 두판상근과 경판상근
으로 이루어져 있으며 전자는 척추 관절을
사용한 머리와 목의 신전 · 동측 측굴 · 동
측 회선, 후자는 목의 신전 · 동측 측굴 ·
동측 회선에 작용한다.

---

### Athletics Column

## 테니스공은 간편한 셀프케어 용품

테니스공은 목 뒤나 등, 엉덩이와 같이 자신의 손이 닿기 어려운 부위에 셀프케어를 하는 데 편리한
물품이다. 예를 들어 능형근에 직접 압력을 가하고 싶을 때는 위를 보고 누워서 견갑골이 외전하도록
(견갑간부가 벌어지도록) 가슴 앞에 팔을 둔다. 바닥과 견갑골 사이에 테니스공을 두고 견갑골의 상각
에서 하각에 걸쳐 내측연에 압력을 가한다. 공을 움직이는 것이 아니라 공에 실린 몸을 움직이면서 압
력이 걸리는 부분을 이동시켜 가는 것이 요령이다. 롤러나 전용 볼, 압박봉 등 본격적인 마시지 기구는
전문 용품점이나 대형 가전 매장의 건강 용품 코너에서 구입할 수 있다.

# TP와 스트레스의 악순환

TP의 형성과 지속화에 대해서는 물리적인 요인뿐 아니라 정신적인 요인도 무시할 수 없다. 사람은 뭔가 불안을 느끼면 몸 전체 또는 일부가 긴장하여 TP가 발생할 가능성이 높아진다.

더욱이 불안이나 긴장이 계속되면 교감신경과 부교감신경으로 이루어진 자율신경계의 균형이 깨져 중추신경계에도 영향을 미친다. TP가 이미 발생한 경우는 더욱 악화된다. 통증 정보는 신경계를 구성하는 기본 단위인 뉴런이 중계하여 근육에 존재하는 신경수용체에 반응하는데, 중추신경계에 장애가 발생하면 통증에 대한 방어 기능이 약해져 약간의 신체적 또는 정신적 이변에도 과잉 반응을 하게 된다. 그 결과 통증이 더욱 증가하고 지속화되는 것이다.

여기까지 오면 이미 바뀌어버린 중추신경계 자체가 통증을 지속시키는 요인이 되어 있으므로 TP 지속 인자를 제거하더라도 TP의 존재는 사라지지 않는다. 정신적인 불안이나 긴장이 TP를 발생시키고 그 통증이 중추신경계에 장애를 발생시키고 다시 그 장애가 통증을 지속시키는 악순환에 빠지게 되는 것이다.

이런 악순환이 장기화되면 우울증으로 발전할 가능성도 있다. 물론 우울증도 TP 지속의 한 요인이다.

증상이 심각해지면 항우울제를 투여하는 등 전문적인 치료를 검토해야 한다. 이런 의미에서도 TP의 치료를 시작하는 시기는 빠를수록 좋으며 종합적인 치료를 하는 것도 필요하다.

여기서 중요한 것은 마음의 휴식이다. 몸은 쉬고 있어도 일이나 시합 등이 머리에서 떠나지 않으면 마음이 휴식을 취할 수 없다. 정신적인 것도 포함하여 '지금은 제대로 쉬어야 할 때'라는 것을 본인이 자각하는 것이 중요하다.

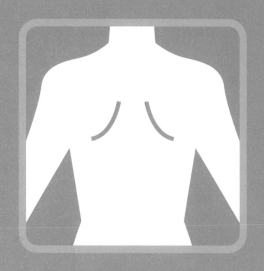

3장

견갑골 주위의 근육

# 견갑간부의 통증

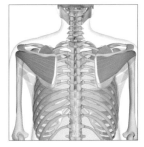

극하근
→P70

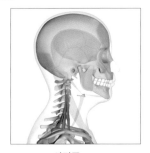

사각근
→P56

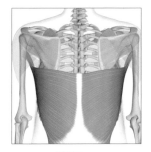

광배근
→P76

# 견갑면의 통증

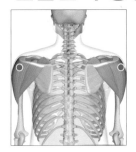

사각근
→P66

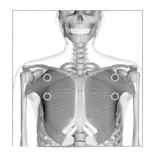

대흉근
→P80

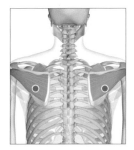

극하근
→P70

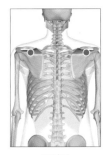

극상근
→P68

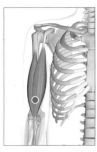

상완이두근
→P94

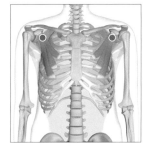

소흉근
→P82

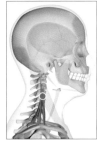

사각근
→P56

통증 유발점이 여러 개 있는 경우에는 통증에서 가까운 위치부터 촉진한다.

# 견후면(어깨 뒷면)의 통증

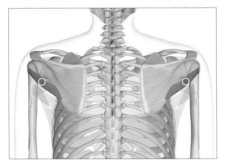

소원근
→P72

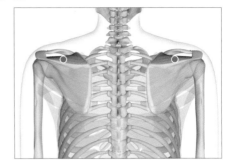

극상근
→P68

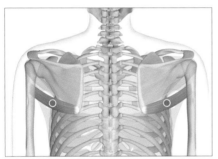

대원근
→P78

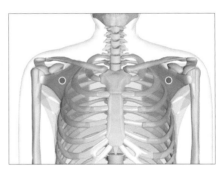

견갑하근
→P74

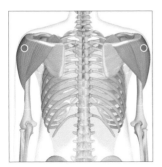

삼각근
→P66

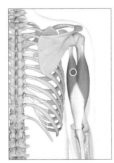

상완삼두근
→P98

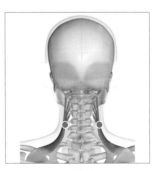

견갑거근
→P58

# 삼각근

POINT
- 어깨 전체를 감싸는 큰 근육이다.
- 쇄골부(전부)와 견갑극부(후부)로 나뉜다.
- 견관절을 혹사시키면 TP가 발생한다.

## 견관절을 지지점으로 하여 상완을 움직인다

삼각근은 어깨 전체를 감싸듯이 존재하는 근육으로, 쇄골부(전부)와 견갑극부(후부)로 나뉜다. 쇄골부는 쇄골의 외측부 3분의 1지점부터, 견갑극부는 견갑극에서 각각 시작하여 견관절을 덮듯이 외하방으로 뻗어 상완골 삼각근 조면에 끝난다.

견관절을 지지점으로 하여 쇄골부가 상완의 굴곡 · 내전 · 내선, 견갑극부가 상완의 신전 · 내전 · 외선에 작용한다.

촉진 시 전부는 상완을 굴곡과 외전 도중까지 움직이고 후부는 상완의 수평신전에 저항을 걸면 찾아내기 쉽다.

### 원인

무거운 것을 어깨에 지고 이동할 때, 상완을 외전 또는 신전시킨 상태에서 키보드를 장시간 사용했을 때의 급성 · 만성적인 근육의 혹사, 스포츠에서 뭔가와 충돌했을 때의 직접적인 외상 등이 TP의 원인이 된다. 또한 극하근의 TP의 영향으로 일어나는 경우도 있다.

### 경향

견관절에서 상완을 외전 또는 신전시킬 때 근력 저하를 초래하는 경향이 있다. 전형적인 증상으로는 견관절주위염을 들 수 있다. 관련통은 삼각근 전체(전부에서 후부)로 퍼지는 경향이 있다.

### 주의해야 할 점

건판손상이나 견봉하점액낭염으로 오진하는 경우가 있다.

---

📖 시험에 나오는 어구

**견갑극**
견갑골의 배면 상부에서 거의 수평으로 뻗어 있는 융기를 말한다. 그 상방은 '극상와', 하방은 '극하와'라고 한다.

**견관절주위염**
견관절 주위 조직의 염증 등으로 견관절의 통증이나 움직임에 제한이 보이는 상태를 말한다. 50대에 많이 나타난다는 점에서 '오십견'이라 부르는 경우도 있다.

🔑 키워드

**건판손상 · 견봉하점액낭염**
둘 다 견관절의 동통이나 힘줄 파열, 염증, 근력 저하 등을 동반하는 급성 · 만성적 증상을 말한다. 팔을 머리 위로 올리는 운동을 심하게 반복하면 발생하기 쉽다.

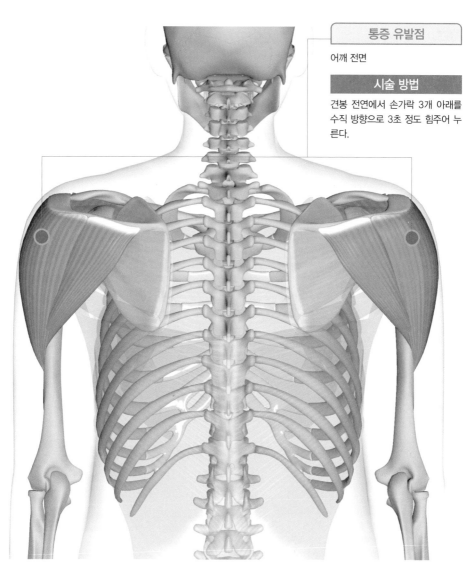

### 시술 방법

견봉 전연에서 손가락 3개 아래를 수직 방향으로 3초 정도 힘주어 누른다.

## 근육의 위치와 특징

견관절 주위에 있는 큰 근육이다. 견관절을 지지점으로 하여 쇄골부가 상완의 굴곡 · 내전 · 내선, 견갑극부가 상완의 신전 · 내전 · 외선에 작용한다. 상완을 장시간 외전 · 신전시키면 TP가 발생하기 쉽다.

# 극상근

**POINT**

- 극하근, 견갑하근, 소원근과 함께 회전근개를 형성한다.
- 견관절을 지지점으로 한 상완의 외전에 작용한다.
- TP는 어깨에 동통을 발생시키는 경우가 많다.

## 견봉 아래를 외방으로 뻗어 있는 근육

극상근은 견갑골의 극상와, 극상근막의 내면에서 시작하여 견봉 아래를 외방으로 뻗으면서 상완골의 대결절 상부에서 끝난다. **견관절을 지지점으로 하는 상완의 외전에 작용한다.** 또한 극하근, 견갑하근, 소원근과 함께 **회전근개(Rotator Cuff)를 형성한다.**

### 원인

극상근의 TP는 무거운 짐을 들어올리거나 장시간 상완을 어깨 높이까지 올려 회전시키는 등 급성·만성적인 근육의 혹사나 어깨 탈구와 같은 외상으로 인해 발생한다.

### 경향

어깨에 **동통**을 발생시키는 경우가 많기 때문에 어깨를 외전시킬 때 곤란을 느끼는 경향이 있다.

또한 어깨 결림, 상완골 부착부에서 압통, 둔통을 동반하는 경우도 있다. TP 관련통은 극하근, 소원근, 견갑하근, 승모근 상부, 삼각근, 광배근에 발생할 가능성이 있다.

### 주의해야 할 점

극하근, 소원근, 대원근, 삼각근, 오구완근, 상완이두근, 상완삼두근, 완요골근, 장요측수근신근, 총지신근, 회외근, 대흉근, 소흉근, 쇄골하근, 사각근, 상후거근의 TP 관련통 패턴으로 오진하지 않도록 주의해야 한다.

또한 견관절 외부에서는 **극상근과 극하근의 관련통 부위가 겹치므로** 이 점도 주의해야 한다.

**📖 시험에 나오는 어구**

**회전근개(Rotator Cuff)**
견갑골 전면과 후면에서 시작하는 4개의 근육(견갑하근, 극상근, 극하근, 소원근)의 힘줄을 말한다. 전체가 상완골두를 감싸면서 견관절을 안정시키고 있다.

**✎ 메모**

**견관절을 지지점으로 하는 상완의 외전**
견관절의 외전에서는 운동 시작 시에 작용하고 그 후에는 삼각근의 작용을 이어받는다.

**동통**
통증을 의미하는 의학 용어이다. 실제로는 어떤 조직 손상이 일어났을 때나 조직 손상을 일으킬 가능성이 있을 때의 불쾌한 감각으로 정의한다.

**극상근과 극하근의 관련통 부위**
극하근의 관련통이 극상근의 관련통보다 더 깊은 통증을 느끼는 경우가 많으므로 이 점이 구별 방법 중 하나가 된다.

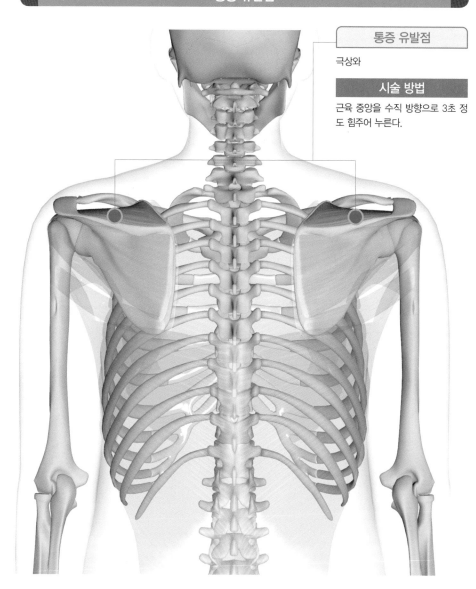

### 통증 유발점

극상와

### 시술 방법

근육 중앙을 수직 방향으로 3초 정도 힘주어 누른다.

## 근육의 위치와 특징

견갑극보다 상부에 있으며 견갑골의 전부, 두꺼운 승모근의 후부에 감춰져 있다. 견갑골의 극상와에서 시작하여 상완골 대결절에서 끝난다. 견관절을 지지점으로 하는 상완의 외전에 작용한다.

# 극하근

**POINT**
- 견갑극 아래에 있는 큰 근육을 말한다.
- 견관절을 지지점으로 하는 상완의 외선에 작용한다.
- 회전근개 손상이나 상완이두근 건염으로 오진하기 쉽다.

## 소원근의 TP와 상호 발생하기 쉽다

극하근은 견갑극 아래에 있는 근육이다. 견갑골의 극하와, 극하근막의 내면(광범위)에서 시작하여 근다발이 외방으로 향하면서 상완골의 대결절 중부에서 끝난다. 원위건은 삼각근 후부의 심부에 들어가 있다.

견관절을 지지점으로 하는 상완의 외선에 작용한다. 극상근, 견갑하근, 소원근과 함께 회전근개를 형성하고 있다.

### 원인

견관절을 지지점으로 상완을 외선시키고 팔을 크게 등 뒤로 돌리는 등 급성·만성적인 근육 혹사가 TP의 주요 원인이 된다. 또한 견관절의 탈구로 인한 외상 등에 의해서도 유발된다.

### 경향

극하근의 TP는 견관절을 사용한 상완의 내선을 제한하는 경향이 있다. 어깨 전면에 강한 심부통이 있거나 영향을 받은 쪽의 어깨를 아래로 하여 옆으로 누웠을 때 강한 불쾌감을 동반하는 경우도 있다. 또한 소원근의 TP와 상호 발생하기 쉽다.

### 주의해야 할 점

소원근, 극상근, 광배근, 대원근, 견갑하근, 능형근, 삼각근, 오구완근, 상완이두근, 상완삼두근, 사각근, 대흉근, 소흉근, 쇄골하근, 상후거근, 흉추횡돌극근의 TP 관련통 패턴으로 오진하지 않도록 주의해야 한다. 또한 회전근개 손상이나 상완이두근 건염과 구별할 필요도 있다.

**시험에 나오는 어구**

**극하와**
견갑극보다 하방에 있는 삼각형으로 된 넓은 부위를 말한다. 주위에 대해서는 홈처럼 패여 있지만 그 중심부는 조금 융기되어 있다.

**키워드**

**상완이두근 건염**
야구 등에서 투구 동작을 반복하면 발생하기 쉬운 상완이두근의 힘줄 염증을 말한다. 만성화되면 관절순이 팽팽하게 당겨져 박리되거나 찢어지는 경우도 있다.

**메모**

**원위건의 촉진**
극하근의 원위건은 삼각근 후부의 심부에 들어가 있다. 그렇기 때문에 이를 상완골의 대결절까지 촉진하려면 환자의 상완을 굴곡시키고 삼각근 후부가 작용하지 않도록 하는 것이 바람직하다.

## 통증 유발점

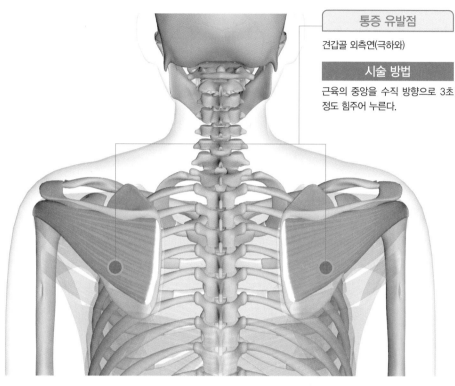

### 통증 유발점
견갑골 외측연(극하와)

### 시술 방법
근육의 중앙을 수직 방향으로 3초
정도 힘주어 누른다.

## 근육의 위치와 특징

견갑극 아래에 있는 근육이다. 견갑골의 극하와에서 시작하여 견관절을 지지점으로 하는 상완
의 외선에 작용한다. 극상근, 견갑하근, 소원근과 함께 회전근개를 형성한다.

**Athletics Column**

## 근력 저하가 TP 발생의 원인이 된다?

근력이 저하되면 운동 시에 적절한 움직임이나 자세를 유지할 수가 없고 이것이 원인이 되어 근육
이 손상을 입기 쉽다. 또한 근력이 저하된 만큼 운동 시에 걸리는 근육에 대한 부하도 커진다. 두 경우
모두 근조직에 과도한 부하가 걸려 긴장된 상태가 되므로 근육이나 근막에서 TP가 발생하는 큰 원인
이 될 수 있다. 근력 저하의 주요 원인은 나이가 드는 것과 운동 부족이다. 특히 40대 이후는 하지의 근
육량 저하율이 상지의 약 3배에 달한다. 고령자가 적극적으로 워킹이나 러닝을 해야 하는 이유는 바
로 이 때문이다.

# 소원근

**POINT**
- 액와부에 있으며 일부는 극하근으로 덮여 있는 근육이다.
- 견관절을 지지점으로 하는 상완의 외선에 작용한다.
- 원위는 삼각근의 심부에 들어 있다.

## 극상근, 극하근, 견갑하근과 회전근개를 형성한다

소원근은 액와부(겨드랑이 쪽)에 있는 근육이다. 일부가 극하근으로 덮여 있는 견갑골의 외측연에서 배측면 상방 3분의 2지점에서 시작하여 상완골 대결절 하부에서 끝난다. 견관절을 지지점으로 하는 상완의 회선에 작용한다. 극하근과 마찬가지로 원위는 삼각근 후부의 심부에 들어 있기 때문에 이를 촉진할 때는 환자의 상완을 굴곡시켜 삼각근이 작용하지 않도록 해야 한다. 또한 극상근, 극하근, 견갑하근과 함께 회전근개를 형성한다.

### 원인

견관절을 지지점으로 상완을 회선시켜 팔을 크게 등 뒤로 돌리는 등 급성·만성적인 근육의 혹사가 TP의 주요 원인이 된다. 또한 견관절의 탈구로 인한 외상 등에 의해서도 유발된다.

### 경향

견관절을 사용한 상완의 내선을 제한하는 경향이 있다. 어깨 전면의 강한 심부통이나 영향을 받은 쪽의 어깨를 아래로 하여 누웠을 때 강한 불쾌감을 동반하는 경우도 있다. 대원근, 극상근, 삼각근, 견갑하근, 대흉근에 관련통 패턴이 발생하는 경향도 있다.

### 주의해야 할 점

극하근, 극상근, 대원근, 견갑하근, 삼각근, 상완삼두근, 상후거근, 견갑거근, 사각근의 TP 관련통과 주의해서 구별해야 한다. 회전근개 손상이나 **경부추간판 증후군**과 구별할 필요도 있다.

---

**시험에 나오는 어구**

**액와부**
좌우를 상완과 흉막으로, 전후를 대흉근과 광배근의 부착 부분에 의해 둘러싸인 부분을 말한다.

**회전근개**
견갑골의 전면과 후면에서 시작하는 4개 근육(견갑하근, 극상근, 극하근, 소원근)의 힘줄을 말한다. 이들 전체가 상완골두를 감싸 견관절을 안정시킨다.

**키워드**

**경부추간판 증후군**
경부추간판의 장애로 인해 일어나는 다양한 증상의 총칭이다. 손발 저림으로 나타나는 경우가 많으며 증상이 진행되면 회복하기 힘들다.

**메모**

**극상근과 극하근의 관련통 부위**
극하근의 관련통이 극상근보다 깊은 통증으로 느껴지는 경우가 많으므로 이 점이 하나의 구분 방법이 된다.

## 통증 유발점

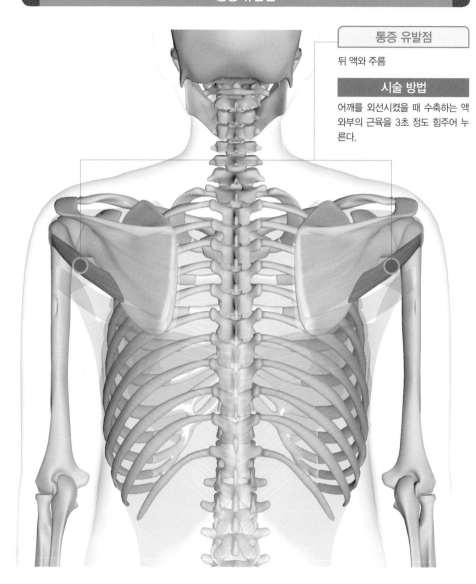

### 통증 유발점

뒤 액와 주름

### 시술 방법

어깨를 외선시켰을 때 수축하는 액
와부의 근육을 3초 정도 힘주어 누
른다.

## 근육의 위치와 특징

액와부에 존재하며 어깨를 회선할 때 긴장되는 근육이다. 견갑골 외측연에서 배측면의 상방
3분의 2에서 시작하여 상완골의 대결절에서 끝난다.

# 견갑하근

**POINT**
- 견관절을 지지점으로 하는 상완의 내선에 작용한다.
- 극상근, 극하근, 소원근과 함께 회전근개를 형성한다.
- 상완의 무리한 내선이 TP의 원인이 된다.

## 상완에 강한 통증을 동반한다

견갑하근은 견갑골의 **견갑하와**에서 시작하여 근다발은 삼각형으로 모이면서 외방으로 향하고 견관절 앞을 나와 **상완골 소결절 및 소결절릉**에서 끝난다. 견관절을 지지점으로 하는 상완의 내선에 작용한다. 극상근, 극하근, 소원근과 함께 회전근개를 형성한다.

### 원인

견갑하근의 TP는 수영에서 견관절의 내선을 장시간 시행하는 등 급성·만성적인 근육의 혹사나 견관절 탈구 등으로 인한 외상에 의해 유발된다. 또한 깁스나 삼각건으로 상완을 장시간 내선 자세로 고정시키거나 일상적인 자세의 영향으로(상완을 내선시킨 상태로 구부정한 자세를 취하는 등) 근육의 단축을 만성화시키는 것도 TP를 유발하는 원인이 된다.

### 경향

견관절을 사용한 상완의 외선 제한 및 통증, 상완골의 부착 부분에서 강한 압통 등을 일으키는 경향이 있다. 또한 관련 TP가 대흉근, 광배근, 대원근, 삼각근 전부(앞부분)에 많이 보인다.

### 주의해야 할 점

견갑하근의 관련통 패턴은 사각근, 소원근, 대원근, 삼각근 후부, 상완삼두근, 단요측수근신근, 척측수근신근, 장요측수근신근, 지지신근, 상후거근의 관련통 패턴으로 오진하는 경우가 많으므로 주의해야 한다. 견관절 주위염, 회전근개 손상, 경부추간판 증후군과도 구별해야 한다.

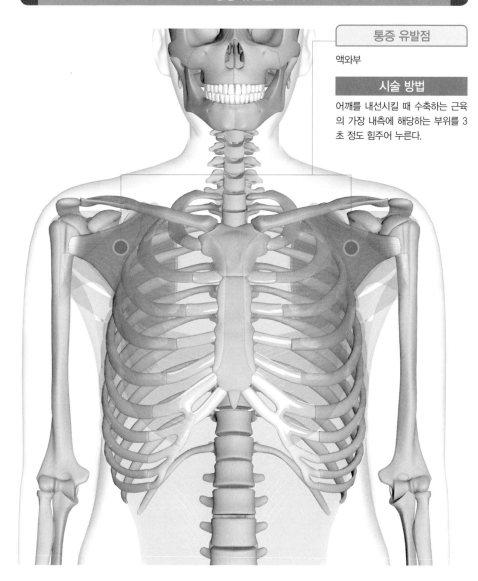

액와부

### 시술 방법

어깨를 내선시킬 때 수축하는 근육
의 가장 내측에 해당하는 부위를 3
초 정도 힘주어 누른다.

## 근육의 위치와 특징

견갑골의 내측(견갑골과 흉곽 사이)에 있으며 견관절을 내선시킬 때 긴장되는 근육이다. 견갑
골의 견갑하와에서 시작하고 근다발은 삼각형으로 모이면서 외방으로 향하고 견관절 앞을 나
와 상완골 소결절 및 소결절릉에서 끝난다.

# 광배근

**POINT**

- 골반·척추에서 상완골에 이르는 큰 근육이다.
- 상완, 요천관절, 견갑흉곽관절의 움직임에 작용한다.
- 과도한 근육의 신장이나 압박이 통증의 원인이 된다.

## 근육의 수축 시나 휴식 시에 동통이 발생한다

광배근은 골반·척추에서 상완골에 이르는 큰 근육이다. 제5흉추~제5요추의 가시돌기, 천골 후부 및 장골릉 후부에서 시작하여 하부에서 위 외측방향, 상부에서 수평으로 외측방향을 향해 뻗어 **상완골의 내측 이두근구**에서 끝난다. 견관절을 지지점으로 한 상완의 신전·내전·내선, 골반의 전경, **견갑흉곽관절**을 사용한 견갑골의 하제에 각각 작용한다.

### 원인

TP의 원인으로는 머리 위에서 상완을 끌어 내리는 운동이나 아랫면을 손으로 눌러 신체를 올리는 움직임을 통해 생기는 급성·만성적인 근육의 혹사를 들 수 있다. 무거운 것을 한 손 또는 양손에 매다는 동작과 같이 과도한 근육의 신장, **근육에 대한 강한 압박** 등에 의해서도 유발될 가능성이 있다.

### 경향

근육을 수축시켰을 때나 휴식을 취하고 있을 때 **동통**이 발생하는 것이 특징이다. 또한 근육이 붙어 있는 쪽의 척추가 관절 기능 부전을 일으키는 경우가 있다. 관련 TP로는 대원근, 상완삼두근 장두, 승모근 하부, 흉부척주기립근, 척측수근지근, 상후거근 등이 있다.

### 주의해야 할 점

관련통 패턴을 사각근, 극하근, 견갑하근, 흉부척주기립근, 전거근, 상후거근, 복직근, 능형근, 승모근 하부, 대원근, 삼각근, 소흉근의 각 TP 관련통 패턴으로 오진하지 않도록 주의가 필요하다.

---

📖 **시험에 나오는 어구**

**상완골의 내측 이두근구**
상완이두근의 근복에는 내외 양쪽에 홈이 있어 각각 내측 이두근구와 외측 이두근구라고 한다. 전자에는 척측피정맥이 뻗어 있다.

**견갑흉곽관절**
견갑골과 흉곽 사이에 있는 관절을 말한다.

✏️ **메모**

**근육에 대한 강한 압박**
예를 들면 사이즈가 맞지 않는 브래지어로 몸을 조이는 상황이 이에 해당한다.

## 통증 유발점

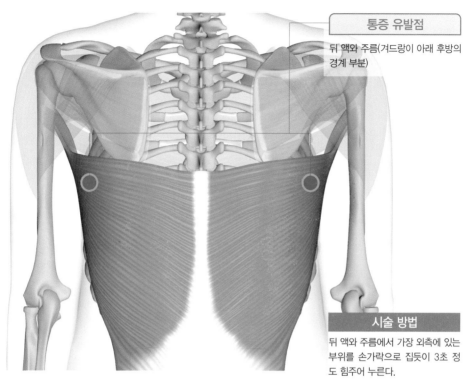

통증 유발점

뒤 액와 주름(겨드랑이 아래 후방의 경계 부분)

### 시술 방법

뒤 액와 주름에서 가장 외측에 있는 부위를 손가락으로 집듯이 3초 정도 힘주어 누른다.

## 근육의 위치와 특징

골반에서 어깨에 걸쳐 있는 범위가 큰 근육이다. 광배근의 원위건은 액와 위에 있으며 상완골까지 쉽게 촉진할 수 있다. 또한 상완골에서 보면 광배근의 건이 대원근의 건보다 앞쪽에 있다.

 **Athletics Column**

### 근막의 유연성을 유지하는 운동

근막은 근육, 장기, 뼈와 같이 몸을 구성하는 모든 요소를 감싸 지지하는 조직으로, 적절히 계속 움직이지 않으면 유연성이 떨어진다는 단점이 있다. TP가 발생하는 대부분의 원인으로 근막이 뭉치고 굳어지는 경우를 들 수 있는 것도 바로 이 때문이다. 굳어진 근막을 풀어 주는 운동을 '근막 릴리스'라고 한다. 일반적인 스트레칭과 다른 점은 넓은 면에 압박을 가해 눌러 편다는 것이다. 근막은 몸 전체에 복잡하게 뻗어 있어서 세로 방향이나 가로 방향 등 한 방향으로만 편다고 해서 효과를 기대할 수 없으므로 여러 방향으로 펼 필요가 있다.

# 대원근

**POINT**
- 견관절을 지지점으로 하는 상완의 신전·내전·내선에 작용한다.
- 외선 시에 수축하는 소원근에 반해 내선 시에 수축한다.
- 전완의 강한 신전이 TP의 원인이다.

## 소원근 아래에 위치하는 근육

대원근은 **견갑골 외측연 하각** 또는 배측면의 하방 3분의 1지점에서 시작하여 앞 외방을 향하면서 상완골 소결절릉에서 끝난다. 견관절을 지지점으로 하는 상완의 신전·내전·외선에 작용한다.

대원근은 소원근 아래에 위치하지만 소원근이 외선 시에 수축하는 데 반해 대원근은 내선 시에 수축하는 작용이 있으므로 이 둘을 촉진으로 구별하는 것은 비교적 쉽다.

### 원인

대원근의 TP는 전완의 강한 신전으로 인한 급성·만성적인 근육의 혹사로 유발된다.

### 경향

견관절을 사용한 상완의 외전을 제한시켜 수축 또는 신장, 견갑골의 외전 등이 일어날 때 심부통이 발생하는 경향이 있다. 운동 제한은 그다지 두드러지지 않으며 손을 머리 위까지 올릴 때 가동범위가 제한되는 정도이다. 또한 관련 TP가 광배근, 상완삼두근, 삼각근 후부, 소원근, 견갑하근, 능형근, 승모근 중부, 전거근에 발생하는 경향이 있다.

### 주의해야 할 점

대원근의 TP로 인한 관련통 패턴을 삼각근, 상완삼두근, 상후거근, 극상근, 극하근, 소원근, 견갑하근에서 나오는 비슷한 관련통 패턴으로 오진하지 않도록 주의해야 한다. 견갑상완관절이나 견쇄관절의 기능부전, 회전근개 손상, 삼각근의 손상 등과도 구별해야 한다.

---

**📖 시험에 나오는 어구**

**견갑골 외측연 하각**
견갑골은 역삼각형을 하고 있는데 3개의 각에는 각각 '상각', '하각', '외측각'이라는 이름이 붙어 있다.

**✏️ 메모**

**대원근 상연과 소원근 하연의 구별**
먼저 환자가 복와위(등을 위쪽으로 엎드리는 자세)를 취하고 전완이 테이블에서 아래로 떨어지도록 한 후 그 옆에 앉은 시술자의 무릎 사이에 환자의 전완을 끼운다. 계속해서 같은 자세로 환자의 상완의 외선과 내선을 교대로 시행하면 내선 시에는 대원근의 수축, 외선시에 소원근의 수축을 만져서 알 수 있다.

**대원근의 가동범위 제한**
대원근과 함께 삼각근 후부, 견갑하근에 TP가 발생하면 가동범위가 크게 제한되어 오십견 증상이 나타난다.

## 통증 유발점

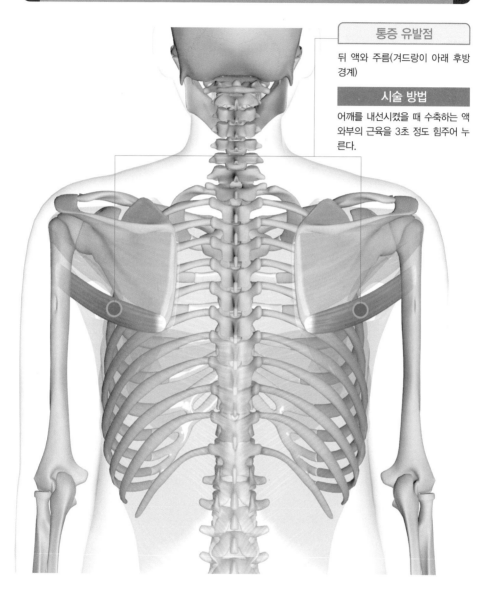

### 통증 유발점

뒤 액와 주름(겨드랑이 아래 후방 경계)

### 시술 방법

어깨를 내선시켰을 때 수축하는 액와부의 근육을 3초 정도 힘주어 누른다.

## 근육의 위치와 특징

액와부에 있으며 어깨를 내선시켰을 때 긴장되는 근육이다. 견갑골 외측연 하각 및 등 배측면 하방 3분의 1지점에서 시작하여 앞 외방을 향하면서 상완골 소결절릉에 서 끝난다. 견관절을 지지점으로 하는 상완의 신전 · 내전 · 내선에 작용한다.

# 대흉근

**POINT**

- 흉곽 외측면에 있는 근육 중 하나이다.
- TP가 견관절의 제한을 유발한다.
- 흉곽관절 기능 부전이나 늑연골염으로 오진하기 쉽다.

## 상완과 견갑골의 움직임에 작용

대흉근은 흉곽 외측면에 있는 근육 중 하나이다. 쇄골 내측 2분의 1 지점, 흉골과 제2~제7늑연골 전면, **복직근초**에서 각각 시작하고, 위 외 방으로 모이면서 **상완골의 결절간구의 외측순**에서 끝난다.

근육 전체로는 견관절을 지지점으로 하는 상완의 내전 · 내선 · 수 평굴곡과 견갑흉곽관절을 사용한 견갑골의 외전에 작용한다. 쇄골두 의 경우에는 견관절을 사용한 상완의 굴곡, 흉골두의 경우에는 견관절 을 사용한 상완의 내전과 견갑흉곽관절을 사용한 견갑골의 하제이다.

### 원인

견관절을 사용해서 상완을 심하게 내전시키는 등 급성 · 만성적인 근 육의 혹사나 어깨를 구부린 자세와 같이 근육을 단축시킨 자세를 장시 간 유지함으로써 통증 유발점이 유발된다. 근육에 대한 강한 압박도 원 인이 된다.

### 경향

대흉근의 TP의 영향으로 견관절을 사용한 상완골의 외전 · 수평굴곡 의 제한, 견갑흉곽관절을 사용한 견갑골의 후퇴 제한, 흉곽이나 어깨, 옆구리, 손, 유방의 확산통 등을 일으키는 경향이 있다. 유방에 울혈감 을 느끼는 경우도 있다.

### 주의해야 할 점

흉곽 관절 기능 부전, **늑연골염**, **상완이두근 건염**, 견관절점액낭염 등으로 오진하지 않도록 구별할 필요가 있다. 또한 왼쪽에 TP가 생긴 경우 협심증, 심근경색으로 오진하는 경우도 있다.

---

**시험에 나오는 어구**

**복직근초**
복부를 세로로 뻗어 있 는 복직근을 앞뒤로 감싸 듯이 존재하는 평평한 건 막을 말한다. 측복근(외복 사근·내복사근·복횡근)의 정지 건막이 정중선 가까 이에서 유합되어 만들어 진다.

**상완골의 결절간구**
상완골의 대 · 소결절 사 이에는 너비 1cm 정도의 결절간구가 상하로 뻗어 있으며 상완이두근 장두 의 힘줄이 통하고 있다.

**키워드**

**늑연골염**
늑골과 흉골의 관절에 있 는 늑연골의 염증성 질환 을 말한다.

**상완이두근 건염**
야구 등에서 투구 동작을 반복하면 생기기 쉬운 상 완이두근의 염증을 말한 다. 만성화되면 관절순이 당겨져 박리되거나 끊어 지는 경우도 있다.

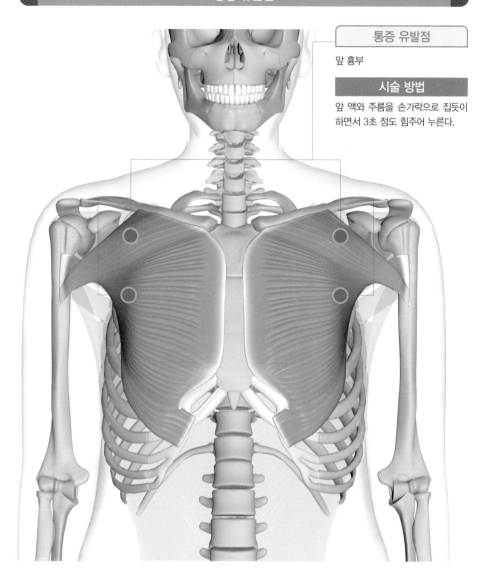

통증 유발점

앞 흉부

### 시술 방법

앞 액와 주름을 손가락으로 집듯이
하면서 3초 정도 힘주어 누른다.

## 근육의 위치와 특징

앞 흉부에 있으며 견관절을 내전시켰을 때 긴장되는 근육이다. 전체로는 견관절을 지지점으
로 하는 상완의 내전 · 내선 · 수평 굴곡과 견갑흉곽관절을 사용한 견갑골의 외전에 작용한다.
쇄골두는 견관절을 사용한 상완의 굴곡, 흉골두는 견관절을 사용한 상완의 내전과 견갑흉곽
관절을 사용한 견갑골의 하제에 작용한다.

# 소흉근

- 대흉근으로 덮여 있는 근육으로 3개의 근다발로 구성된다.
- 견갑골의 외전·하제·하방 회선과 늑골의 거상에 작용한다.
- 경부추간판 증후군 외 다른 질환으로 오진하기 쉽다.

## 오구돌기나 제4늑골 부착부 등에 TP가 발생

　소흉근은 흉곽 외측면에 있는 근육 중 하나로, 대흉근으로 덮여 있는 삼각형의 근육이다. 제3~제5늑골의 전면에서 시작하여 위 외방으로 모이면서 견갑골의 오구돌기 내측면에서 끝난다. 각 늑골에서 시작하는 3개의 근다발은 각각 촉진할 수 있다.

　견갑흉곽관절을 사용한 견갑골의 외전·하제·하방 회선, 흉늑관절 및 늑추관절을 사용한 제3~제5늑골의 거상에 작용한다.

### 원인

　소흉근의 TP는 무거운 물건을 들어올릴 때, 지팡이를 사용하여 서거나 걸을 때 또는 삼각건이나 깁스를 사용하는 등 급성·만성적인 근육의 혹사나 압박, 장기간의 단축 등에 의해 유발된다. 대흉근이나 사각근의 TP의 영향으로 발생하는 경우도 있다.

### 경향

　오구돌기 또는 제4늑골 부착 부위에 TP가 발생하기 쉬운 경향이 있다. 견갑흉곽관절을 사용한 견갑골의 내전을 제한하거나 견갑골의 윙잉(winging)을 유발하기 쉬운 특징도 있다.

### 주의해야 할 점

　이 근육의 TP 관련통을 대흉근, 삼각근, 오구흉근, 사각근, 극상근, 극하근, 상완이두근, 상완삼두근의 관련통 패턴으로 오진하지 않도록 주의해야 한다. 경부추간판 증후군, 사각근 증후군, 늑쇄 증후군, 수근관 증후군, 상완이두근 건염, **상완골 내측상과염**, 협심증·심근경색과 같은 다른 질환으로 인한 통증과도 구별할 필요가 있다.

---

시험에 나오는 어구

**오구돌기**
견갑골 상연의 외측부(견관절 이음부)에 있는 구부러진 돌기를 말한다. 팔을 움직이는 근육이나 흉벽의 근육(상완이두근 단두, 오구완근, 소흉근)이 붙어 있다.

**윙잉**
늑골에서 견갑골이 조금 떠 있어 안정되지 않은 상태를 말한다.

키워드

**상완골 내측상과염**
팔꿈치의 내측상과(상완골 중에서 굴근건이 붙어 있는 부분)에서 일어나는 굴곡회내근의 염증을 말한다.

메모

**극상근과 극하근의 관련통 부위**
극하근의 관련통이 극상근의 관련통보다 더 깊은 통증으로 느끼는 경우가 많은 점이 구분 방법이 된다.

# 통증 유발점

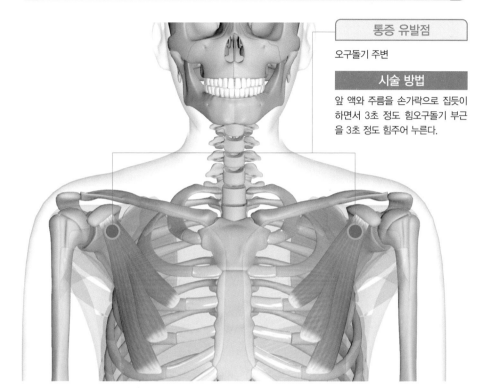

**통증 유발점**

오구돌기 주변

**시술 방법**

앞 액와 주름을 손가락으로 집듯이 하면서 3초 정도 힘오구돌기 부근을 3초 정도 힘주어 누른다.

## 근육의 위치와 특징

대흉근 심부에 있으며 상지대를 들어올렸을 때 긴장되는 근육이다. 늑골의 제3~제5늑골 전면에서 시작하는 3개의 근다발은 각각 촉진할 수 있다. 관련 TP는 대흉근, 삼각근 전부, 사각근, 흉쇄유돌근에서 발생하기 쉽다.

---

**COLUMN** ## 증상은 근육·근막을 보호하기 위한 경고 신호

TP를 다른 관점에서 보면 전형적인 증상으로 나타나는 통증이나 관절 가동범위 제한, 근력 저하 등에는 그 자체에 중요한 역할이 있다고 할 수 있다. 몸이 통증이나 가동범위 제한, 근력 저하를 일으킴으로써 손상된 근육과 그것을 움직이는 주요 근육의 움직임을 약하게 하여 결과적으로는 해당 근육을 방어하고 회복을 향하게 하는 장치가 TP에 있다는 것이다. 더 나아가 TP에 의해 유발되는 다양한 증상은 뇌가 근육이나 근막을 보호하기 위해 발동시키는 경고 신호가 된다. 보다 큰 손상을 막기 위해서는 사소한 신호라도 무시하지 말고 초기 케어에 신경을 쓰도록 하자.

# 전거근

**POINT**

- 흉곽의 외측면에 있는 근육 중 하나이다.
- 견갑골의 외전·상방 회선에 작용한다.
- TP가 호흡 곤란의 원인이 되는 경우가 있다.

## 견갑골과 흉곽 사이에 위치하는 근육

전거근은 흉곽 외측면에 있는 근육 중 하나이다. 제1~제9늑골의 앞 외측면에서 시작하여 견갑골과 흉곽 사이를 후 상방으로 뻗어 나가면서 견갑골 내측연의 전면에서 끝난다. 견갑흉곽관절을 사용한 견갑골의 외전과 상방 회선에 작용한다.

### 원인

테니스 스윙이나 야구 등 특히 견갑골을 외전시킬 때의 급성·만성적인 근육 혹사가 TP의 원인이 된다. 또한 호흡 시에 전거근이 보조적인 역할을 하는 **노력 흡기**(들숨)로 인해 유발되는 경우도 있다.

### 경향

견갑흉골관절을 사용한 견갑골의 내전이 제한되거나 심호흡이 곤란해지는 경향이 있다. 팔을 상하로 심하게 움직이면 **옆구리 통증**이 생기는 것도 특징이다. 견갑골 하단 부근, 상지 내측, 손바닥, 제3손가락 및 제4손가락으로 통증이 번지는 경우도 있다.

관련 TP는 흉추의 척주기립근 및 횡돌극근, 승모근 중부, 상후거근, 광배근, 흉쇄유돌근, 능형근에 발생하는 경향이 있다.

### 주의해야 할 점

늑간근, 승모근, 능형근, 흉추의 척주기립근 및 횡돌극근, 광배근, 극하근, 횡격막의 TP로 오진하지 않도록 각각 주의가 필요하다. 왼쪽 근육이 아픈 경우 **협심증**이나 심장발작이 원인으로 오는 통증으로 오진할 가능성도 있다.

**키워드**

**횡격막의 TP**
횡격막은 흉강 바닥을 형성하고 숨을 들이마실 때 흉강의 용적을 확대시키도록 작용한다. TP는 천식이나 흡연, 앞으로 구부정한 자세, 복근의 근력 저하, 과도한 러닝, 임신 등이 원인으로 발생한다.

**협심증**
심장에 산소나 영양을 보내는 관상동맥이 좁아져 심장이 활동하기 위해 필요한 혈액이 충분히 공급되지 않을 때 일어나는 증상을 말한다.

**메모**

**노력 흡기**
흡식 운동은 주로 횡격막의 수축에 의해 일어나지만 호흡 부전을 일으켰을 때는 전거근 외에 대흉근이나 소흉근, 승모근, 흉쇄유돌근, 사각근 등이 호흡 보조근으로 동원된다.

**옆구리 통증(협복통)**
옆구리 통증은 호흡 시 근육의 움직임에 맞춰 발생하는 경우도 있다.

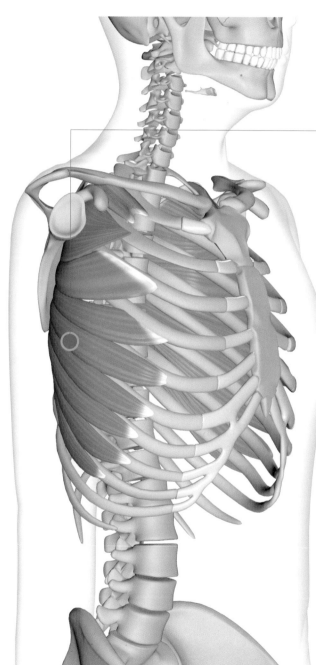

## 통증 유발점

측흉부

### 시술 방법

액와 라인의 늑간에 손가락을 놓고 수직 방향으로 3초 정도 힘주어 누른다.

## 근육의 위치와 특징

흉곽 외측면에 있는 근육 중 하나 이다. 견갑흉곽관절을 사용한 견 갑골의 외전과 상방 회선에 작용 한다.

# 수면의 질과 TP

TP로 유발되는 통증은 야간의 수면을 방해한다. 만성적인 불면이나 수면 부족은 피로를 축적시켜 TP를 지속시키는 요인이 된다. 불면증에 동반되는 기분 장애가 우울증을 초래하면 그것이 다시 TP의 악화로 이어진다.

충분한 양의 수면을 확보하려면 먼저 TP에 대한 압박 치료가 최선이지만 이와 동시에 수면의 질 자체를 높이는 데도 힘써야 한다. 질 좋은 수면은 TP나 그와 관련된 질환을 막아 줄 뿐 아니라 당뇨병이나 고혈압 등 생활 습관 질병으로 이어질 위험을 줄여 준다.

자기 전에는 격심한 운동을 하거나 업무 메일을 체크하는 등 교감신경이 우위로 작용하게 하는 행동을 가능한 한 피하는 것이 원칙이다. 교감신경은 별칭 '낮의 신경'으로, '치유의 신경'인 부교감신경에 대항하는 형태로 자율신경을 구성한다. 교감신경이 활성화되면 혈관이 수축하여 혈압이 상승하는 등 수면 중과는 완전히 반대 상태가 되어 버린다. 늦은 오후에 카페인이 많은 음료를 섭취하는 것도 좋지 않다. 캐모마일차나 라벤더차와 같은 허브차는 심신을 안정시켜 주는 효과가 있으므로 취침 전의 수분 공급으로 최적이다. 자기 직전에 체온을 적당히 상승시키는 것도 숙면 효과가 있으므로 따뜻한 생강차도 추천한다. 알코올은 뇌의 작용을 억제하므로 언뜻 불면증 해소에 좋을 것 같지만 매일 마시다 보면 뇌가 알코올에 대해 내성을 가지게 되어 그 내성을 웃도는 양의 알코올을 섭취하지 않으면 잘 수 없게 되므로 오히려 알코올 중독을 야기할 위험이 높아진다(알코올과 TP의 관계는 32쪽의 칼럼 'TP를 예방하기 위한 영양학' 참조).

실내 온도와 습도는 너무 높거나 너무 낮지 않도록 신경 쓴다. 빛이나 소리 등 약간의 자극에 따라서도 수면의 질이 달라진다. 수면을 방해하는 것이 침실에 없는지 다시 한번 확인해 보자. 아로마도 괜찮지만 종류에 따라서는 숙면 효과가 있는 것, 반대로 기분을 고양시키는 것이 있으므로 주의해서 선택한다.

# 4장
―

# 상완·전완의 근육

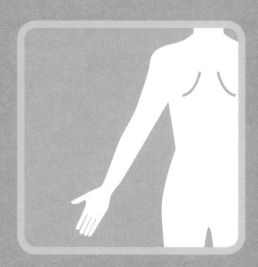

# 상완 전면의 통증

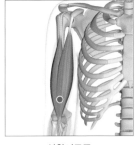

상완이두근
→P94

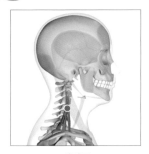

사각근
→P56

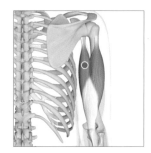

상완삼두근
→P98

# 상완 후면의 통증

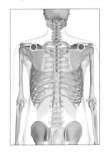

극상근
→P68

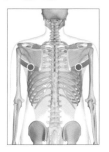

대원근
→P78

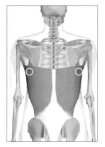

광배근
→P76

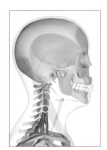

사각근
→P56

# 외측상과의 통증

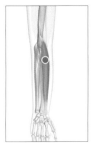

장요측수근신근
→P116

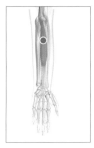

총지신근
→P122

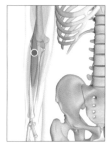

완요골근
→P100

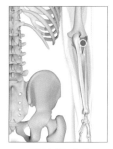

주근(팔꿈치근)
→P114

통증 유발점이 여러 개 있는 경우에는 통증에서 가까운 위치부터 촉진한다.

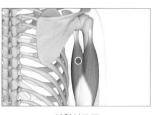

상완삼두근
→P98

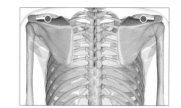

극상근
→P68

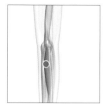

단요측수근신근
→P118

# 내측상과의 통증

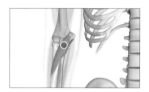

원회내근
→P102

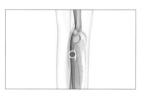

장장근(긴손바닥근)
→P106

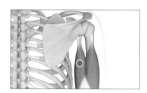

상완삼두근
→P98

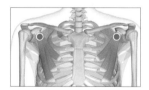

소흉근
→P82

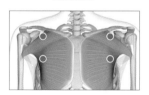

대흉근
→P80

# 팔꿈치의 통증

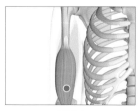

상완근
→P96

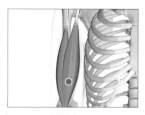

상완이두근
→P94

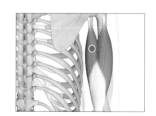

상완삼두근
→P98

# 전완 전면의 통증

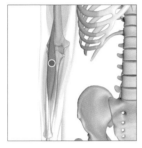

완요골근
→P100

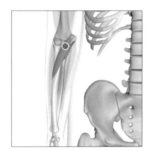

원회내근
→P102

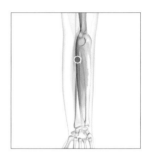

장장근
→P106

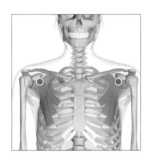

소흉근
→P82

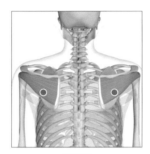

극하근
→P70

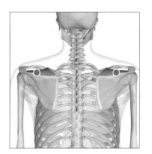

극상근
→P68

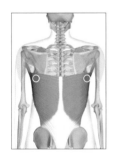

광배근
→P76

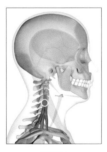

사각근
→P56

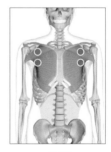

대흉근
→P80

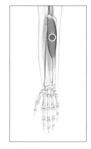

척측수근굴근
→P112

# 전완 후면의 통증

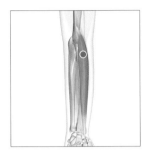

장요측수근신근
→P116

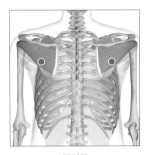

극하근
→P70

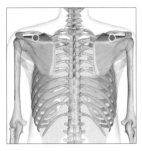

극상근
→P68

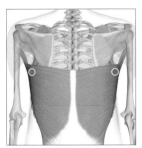

광배근
→P76

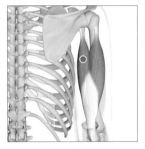

상완삼두근
→P98

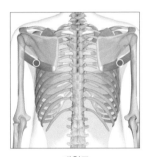

대원근
→P78

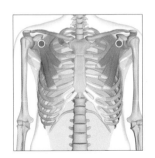

소흉근
→P82

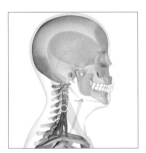

사각근
→P56

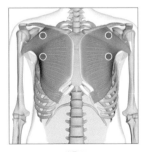

대흉근
→P80

# 수장(손바닥)의 통증

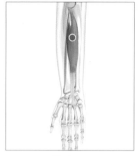

천지굴근
→P108

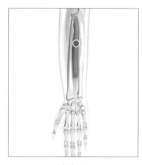

심지굴근
→P110

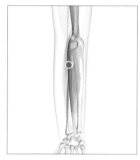

장장근
→P106

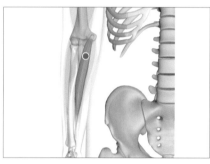

요측수근굴근
→P104

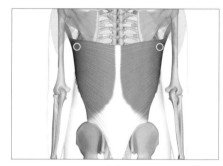

광배근
→P75

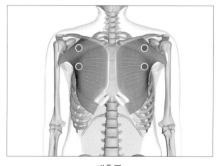

대흉근
→P80

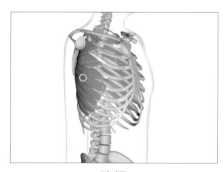

전거근
→P84

# 수배(손등)의 통증

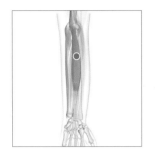

총지신근
→P122

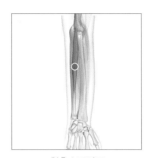

척측수근신근
→P124

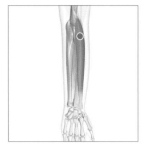

장요측수근신근
→P116

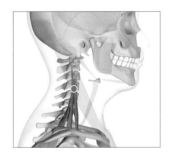

사각근
→P56

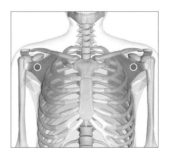

견갑하근
→P74

# 모지(엄지)의 통증

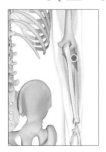

회외근
→P120

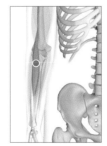

완요골근
→P100

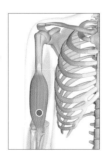

상완근
→P96

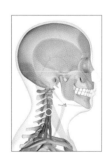

사각근
→P56

# 상완이두근

- 장두와 단두로 나뉘어 구성된 상완의 긴 근육이다.
- 전완의 굴곡·회외, 상완의 굴곡 등에 작용한다.
- 상완이두근 건염이나 삼각근하점액낭염으로 오진하기 쉽다.

## 관절의 둔통이나 신전의 제한이 발생한다

상완이두근은 상완에 있는 긴 근육이다. 장두라는 외측 근다발은 견갑골의 관절상결절, 단두라는 내측 근다발은 오구돌기에서 시작한다. 둘 다 요골조면에서 끝난다. 주관절(팔꿈치관절)을 사용한 전완의 굴곡, 요척관절을 사용한 전완의 회외, 견관절을 사용한 상완의 굴곡에 작용한다. 더욱이 장두는 견관절을 사용한 상완의 외전, 단두는 견관절을 사용한 상완의 내전에 작용한다.

### 원인

TP는 전완을 요척관절로 회외시키면서 무거운 것을 들어올리는 동작을 장시간 계속하는 등 급성·만성적인 근육의 혹사에 의해 유발된다. 극하근이나 쇄골하근의 관절통으로 인해 생기는 경우도 있다.

### 경향

주요 증상으로는 견관절 전면과 주관절 외측의 둔통, 주관절의 신전 제한 등을 들 수 있다. 견관절 후면이나 극상근 주위에 막연한 통증이 발생하는 경우도 있다. 관련 TP가 상완근, 오구완근, 회외근, 상완삼각근, 삼각근 전부, 극상근, 승모근 상부 등에 발생하기도 한다.

### 주의해야 할 점

삼각근, 오구완근, 상완근, 회외근, 대흉근, 소흉근, 쇄골하근, 극하근, 견갑하근, 사각근의 TP로 인한 관련통으로 오진하지 않도록 주의해야 한다. 상완이두근 건염, 삼각근하점액낭염, 견봉하점액낭염, 견갑상완 관절염, 제5경추의 신경 압박과 같은 다른 질환과 구별할 필요도 있다.

### 시험에 나오는 어구

**요골조면**
요골체의 전면 상단, 요골두에서 약 2cm 하방의 전내측방향에 있는 타원형으로 융기된 부분을 말한다.

**오구완근**
오구돌기에서 시작하여 안쪽 하방을 향해 상완골의 내측 전면 중부에서 끝나는 근육을 말한다. 상완의 굴곡과 내전에 작용한다(굴곡 시에는 상완근, 상완이두근과 협조).

### 키워드

**요척관절**
상요척관절과 하요척관절이 있으며 둘이 협력하여 전완의 회선(회내 및 회외)을 한다. 상요척관절은 요골두의 관절환상면과 척골의 요골절흔 사이에 있으며 하요척관절은 요골과 척골 하단 사이에 있다. 둘 다 중쇠관절이다.

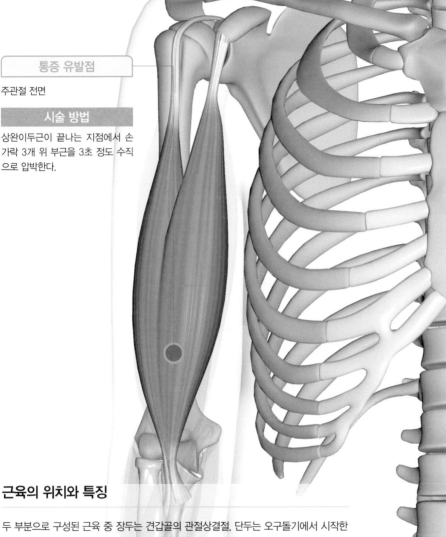

통증 유발점

주관절 전면

## 시술 방법

상완이두근이 끝나는 지점에서 손
가락 3개 위 부근을 3초 정도 수직
으로 압박한다.

## 근육의 위치와 특징

두 부분으로 구성된 근육 중 장두는 견갑골의 관절상결절, 단두는 오구돌기에서 시작한
다. 둘 다 요골조면에서 끝난다. 주관절을 사용한 전완의 굴곡, 요척관절을 사용한 전완
의 회외, 견관절을 사용한 상완의 굴곡에 작용한다. 더욱이 장두는 견관절을 사용한 상
완의 외전, 단두는 견관절을 사용한 상완의 내전에 작용한다. 주관절과 견관절 양쪽에
걸쳐 있는 이관절근이다.

# 상완근

- 주관절을 사용한 전완의 굴곡에 작용한다.
- 과도한 부하가 반복되어 TP가 발생한다.
- 전완을 회내하면서 무거운 물건을 들어올리면 TP가 발생하기 쉽다.

## 상완골 중앙부와 척골에 부착

상완근은 상지에 존재하는 평평한 근육이다. **상완골체** 전면의 원위 2분의 1 지점에서 시작하고 척골조면 및 구상돌기에서 끝난다. 작용은 주관절을 지지점으로 하는 전완의 굴곡이다. 굴곡 시에는 **오구완근**, 상완이두근이 함께 협조한다. 상완근은 전완이 회내하든, 회외하든 주관절을 사용하여 전완을 굴곡시킬 수 있다는 특징을 가지고 있다. 상완근은 일부가 표면에 있으며 상완 내측의 원위 2분의 1 지점에서 촉진할 수 있다.

### 원인

상완골의 TP는 전완을 회내시킨 상태에서 무거운 것을 들어올리는 동작을 장시간 계속하는 등 급성·만성적인 근육의 혹사에 의해 발생한다. **주관절을 장시간 굴곡시킨 자세를 취하는 경우도 마찬가지이다.**

### 경향

상완근의 TP는 엄지의 통증, 요골신경의 교액으로 나타나는 경향이 있다. 또한 관련 TP가 상완이두근, 완요골근, 회외근, 모지내전근에서 발생하는 경우도 있다.

### 주의해야 할 점

상완근의 TP 관련통 패턴을 완요골근, 쇄골하근, 장요측수근신근, 원회내근, 회외근, 모지내전근, 모지대립근, 사각근의 관련통 패턴으로 오진하지 않도록 주의해야 한다. 상완이두근 건염, 극상근 건염, 제5 및 제6경추의 신경 압박, 수근관 증후군과 같은 다른 질환과도 구별해야 한다.

**상완골체**
상완골의 골간을 형성하는 기둥 모양의 부분을 말한다. 상반은 원기둥 모양, 하반은 삼각기둥 모양을 하고 있으며 하단은 평평한 형태를 띠고 있다. 상부 외측에는 대결절릉 아래에서 크게 V자로 벌어진 삼각근조면이 있다.

**오구완근**
오구완근은 어깨의 전면에서 상완과 체간 사이에 있는 작은 근육이다. 견갑골 오구돌기와 상완골에 부착되어 있고 상완근, 상완이두근과 협조하면서 상완을 움직이는 보조적인 작용을 한다.

**주관절의 장시간 굴곡**
예를 들면 주관절을 굴곡시킨 자세로 자는 등의 상태를 말한다.

# 통증 유발점

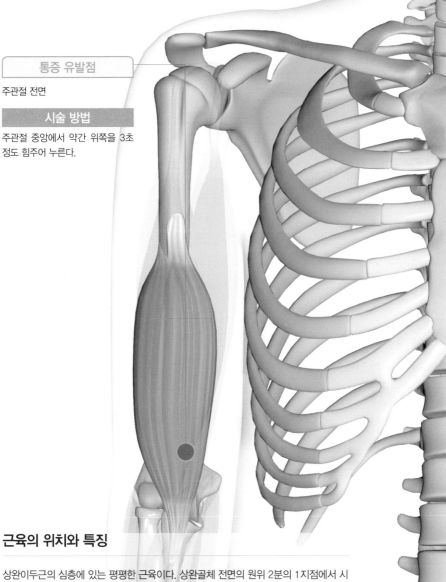

## 통증 유발점

주관절 전면

### 시술 방법

주관절 중앙에서 약간 위쪽을 3초
정도 힘주어 누른다.

## 근육의 위치와 특징

상완이두근의 심층에 있는 평평한 근육이다. 상완골체 전면의 원위 2분의 1지점에서 시
작하고 척골조면 및 구상돌기에서 끝난다. 주관절을 지지점으로 하는 전완의 굴곡에 작
용하고 굴곡시에는 오구완근, 상완이두근이 함께 협조한다. 전완이 회내하든, 회외하든
주관절을 사용하여 전완을 굴곡시킬 수 있다는 특징이 있다.

# 상완삼두근

- 상완신근에 속하는 근육이다.
- 장두·외측두·내측두로 나뉘어 구성된다.
- TP는 팔꿈치의 통증과 연관되는 경우가 많다.

## 장두는 견관절과 주관절에 걸쳐 있다

상완삼두근은 상지의 근육 중 상완신군에 속하는 근육이다. 장두가 견갑골의 관절하결절, 외측두와 내측두가 상완골체의 후면에서 시작하고 척골의 주두에서 끝난다.

근육 전체로는 주관절을 지지점으로 하는 전완의 신전에 작용하고 장두는 견관절을 사용한 상완의 내전과 신전에 작용한다.

### 원인

팔굽혀펴기나 테니스의 백핸드 등 주관절의 움직임을 동반하는 급성·만성적인 근육의 혹사로 인해 발생한다.

### 경향

상완삼두근의 TP는 인접하는 다른 근육의 TP를 활성화시키는 경우가 많다는 특징이 있기 때문에 상완이두근, 상완근, 완요골근, 주근, 회외근, 장요측수근신근, 광배근, 대원근, 소원근, 상후거근 등이 관련통 부위가 된다. 이런 부위에 확산통을 유발하는 것 외에 요골신경의 포착이 발생하는 경향도 있다.

### 주의해야 할 점

상완삼두근의 TP는 외측상과염, 내측상과염, 주두부점액낭염, 흉곽출구 증후군, 주부관 증후군, 제7경추신경 압박, 주관절염 등 다른 질환으로 오진하는 경우가 있으므로 주의해야 한다. 주근, 장요측수근신근, 완요골근, 총지신근, 회내근, 사각근, 소흉근, 극상근, 극하근, 소원근, 대원근, 견갑하근, 삼각근, 오구완근, 광배근, 천지굴근, 심지굴근, 소지외전근, 제1배측골간근의 관련통 패턴과 구별할 필요도 있다.

시험에 나오는 어구

**상완신근**
상완삼두근과 주근으로 구성되어 서로 협조하면서 주관절을 신전시키는 작용을 한다.

키워드

**상후거근**
능형근의 심층에 위치하는 얇은 근육을 말한다. 팔꿈치뼈를 상방으로 끌어당기는 작용을 한다. 경추 및 흉추의 가시돌기에서 시작하며 바깥쪽 하방을 향해 뻗어 늑골에 붙는다.

**흉곽출구 증후군**
상완이나 어깨의 운동 및 감각과 관련된 신경, 동맥 등이 장애를 입어 어깨·팔·손의 저림, 통증, 결림, 관절의 제한 등을 자각하는 증상을 말한다. 어깨가 내려간 여성에게 많이 보이는 것이 특징이다.

# 통증 유발점

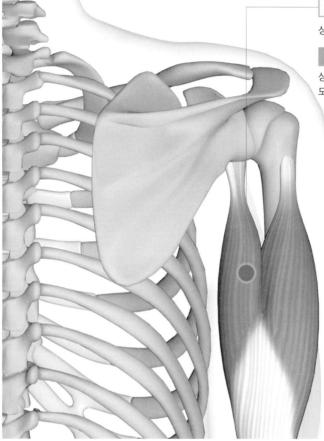

통증 유발점

상완 후면

## 시술 방법

상완 후면 중앙을 수직으로 3초 정도 힘주어 누른다.

## 근육의 위치와 특징

장두, 외측두, 내측두로 구성된 상완신근 중 하나이다. 장두는 견갑골의 관절하결절, 외측두와 내측두는 상완골체의 후면에서 시작하며, 척골의 주두에서 끝난다. 주근과 함께 주관절의 신전에 크게 작용한다.

## Athletics Column

### 아이싱으로 근육의 염증을 완화시킨다

아이싱은 TP의 원인이기도 한 염증을 억제하는 데 필수적인 케어이다. 운동을 한 후 근육에 열감을 느낀다면 그것만으로도 근육 조직에 작은 손상이나 염증이 생겼을 가능성이 있다. 열을 띠는 이유는 회복을 재촉하기 위해 혈액이 환부에 집중되기 때문인데 이를 그대로 방치해 두는 것보다 아이싱을 하는 편이 쓸데없는 에너지 낭비와 염증이 퍼지는 것을 억제하는 데 도움이 된다. 환부를 식히는 데는 냉파스, 콜드 스프레이 등을 사용하는 방법도 있다. 아이싱을 하는 시간은 10~30분이 적당하다. 너무 식혀서 동상에 걸리지 않도록 주의해야 한다.

# 완요골근

● 전완신근에 속하는 근육 중 하나이다.
● 주관절의 굴곡, 전완의 회내·회외를 보조한다.
● TP가 발생하면 전완 굴곡의 근력 저하를 초래한다.

## 모지배 측에 강한 통증이 발생

완요골근은 상지의 근육 중 **전완신군**에 속하는 근육 중 하나이다. 상완골의 외측과상릉의 근위 3분의 2 지점에서 시작하여 **요골의 경상돌기 요골면**에서 끝난다. 주로 주관절을 지지점으로 하는 전완의 굴곡과 요척관절을 사용하여 회외하는 전완의 회내·회외에 작용한다. 전완을 세로로 뻗는 근육 중에서는 손목의 움직임에 관여하지 않는다는 특징이 있다.

### 원인

완요골근의 TP는 전완을 회외와 회내의 중간 위치로 가져온 채 무거운 것을 들어올리는 등 급성·만성적인 근육의 혹사에 의해 발생한다.

### 경향

완요골근의 TP는 팔꿈치의 통증, 모지배측의 통증, 주관절을 사용한 전완 굴곡의 근력 저하, 전완의 신전을 동반하는 회내의 제한으로 나타나는 경향이 있다. 또한 관련 TP가 장요측수근신근, 단요측수근신근, 총지신근, 소지신근, 회외근, 상완삼두근에서 발생하는 경우도 있다.

### 주의해야 할 점

완요골근 TP 관련통 패턴을 회외근, 장요측수근신근, 단요측수근신근, 총지신근, 쇄골하근, 사각근, 극상근, 오구완근, 상완근, 상완삼두근, 제1배측골간근의 관련통 패턴으로 오진하지 않도록 주의해야 한다. 또한 외측상과염, 제5 또는 제6경추의 신경 압박, 드퀘르벵(손목 건초염)의 협착성 건초염과 같은 다른 질환으로 오진하지 않도록 주의해야 할 필요가 있다.

 시험에 나오는 어구

**전완신근**
천근층에 완요골근·장요측수근신근·단요측수근신근·총지신근·소지신근·척측수근신근, 심근층에 회외근·장모지외전근·장모지신근·단모지신근·지지신근이 있다.

🔒 **키워드**

**요골 경상돌기**
요골 하단부 외측면에서 하방으로 뻗어 있는 것이 요골 경상돌기이다.

**협착성 건초염**
협착성 건초염은 손목부터 엄지 이음새 주변에 발생하는 염증을 말한다. 엄지를 많이 사용함으로써 힘줄이나 건초에 부하가 걸리는 것이 원인이다. 특히 임신 출산기나 갱년기 여성에게 많이 발생하며 손가락을 자주 사용하는 일에 종사하는 사람이나 스포츠 선수에게도 많은 것이 특징이다. 협착성 건초염은 1985년에 스위스의 외과의사 프리츠 드퀘르벵이 처음 보고한 데서 '드퀘르벵 증후군'이라도 한다.

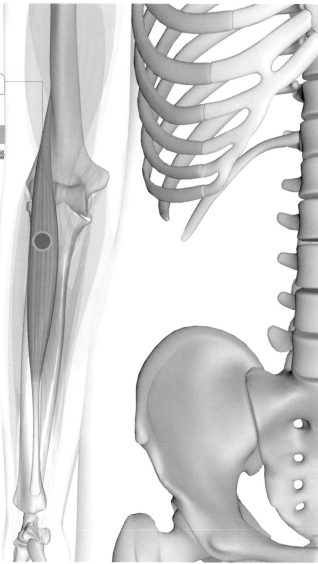

## 통증 유발점

외측상과 하방

### 시술 방법

외측상과에서 손가락 3개 아래를
수직으로 3초 정도 힘주어 누른다.

## 근육의 위치와 특징

전완 전면의 외측(엄지쪽)에 위치해 있고 요골신경에 의해 지배를 받는 유일한 굴곡근이다. 상완골의 외측
과상릉 근위 3분의 2 지점에서 시작하여 요골의 경상돌기 요골면에서 끝난다. 주관절을 지지점으로 하는
전완의 굴곡과 요척관절을 사용한 회내 · 회외에 작용한다. 손목의 움직임에 관여하지 않는다.

# 원회내근

POINT
- 전완굴근에 속하는 근육 중 하나이다.
- 전완의 회내와 굴곡에 작용한다.
- TP는 정중 신경을 교액시킨다.

## 원위부 말단은 완요골근의 심부에 뻗어 있다

원회내근은 상지의 근육 중 전완굴근에 속하는 근육이다. 상완골의 내측상과, 상완골의 내측과상릉, 척골 구상돌기에서 시작하여 요골 외측 중간 3분의 1 지점에서 끝난다.

요척관절을 사용한 전완의 회내와 주관절을 사용한 전완의 굴곡 보조에 작용한다. 원회내근의 근복은 표면에 있어서 촉진이 비교적 쉽지만, 원위부 말단은 완요골근의 심부에 뻗어 있기 때문에 이를 촉진하려면 완요골근을 풀어 주는 등의 방법이 필요하다.

### 원인

원회내근의 TP는 골프 스윙이나 테니스 포어핸드 스트로크, 폴을 조작하는 스키 등 주관절을 사용한 전완의 회내를 동반하는 급성·만성적인 근육의 혹사로 인해 발생한다.

### 경향

원회내근의 TP가 원회내근의 지배 신경인 정중 신경을 교액시키는 경우가 있다. 관련통 패턴은 상완이두근, 상완근, 방형회내근에서 발생하는 사례가 많이 보인다.

### 주의해야 할 점

내측상과염, 흉곽출구 증후군, 수근관 증후군, 수관절 기능 부전 등 다른 질환으로 오진하는 경우가 있다. 요측수근굴근, 상완근, 견갑하근, 극상근, 극하근, 쇄골하근, 사각근, 모지내전근의 TP 관련통 패턴과도 구별해야 한다.

---

📖 **시험에 나오는 어구**

**상완골 내측상과**
상완골 하단에서 안쪽으로 뻗어 나온 부위가 내측상과이다. 여기에 팔꿈치나 손목 관절을 굽히는 굴근이 붙어 있다.

**상완골 내측과상릉**
상완골의 내측연 하단에서 각진 부분을 말한다. 내측상과와 연결되어 있다.

**척골 구상돌기**
척골의 활차절흔 하단에 있는 구부러진 돌기를 말한다. 전방으로 튀어 나온 삼각형 모양을 하고 있다.

✏️ **메모**

**원회내근 원위부 말단의 촉진**
원회내근은 주관절을 인위적으로 굴곡시킨 후 풀어진 완요골근을 바깥쪽으로 누르면 그 심부(요골의 원회내근 부착 부분)를 만져서 알 수 있다.

## 통증 유발점

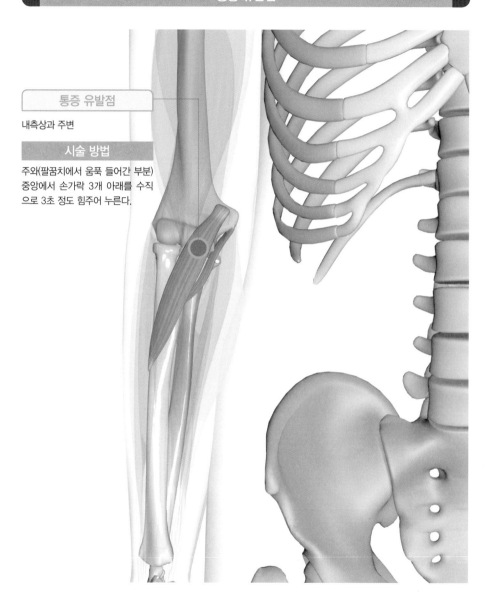

**통증 유발점**

내측상과 주변

**시술 방법**

주와(팔꿈치에서 움푹 들어간 부분)
중앙에서 손가락 3개 아래를 수직
으로 3초 정도 힘주어 누른다.

## 근육의 위치와 특징

전완 상부의 전내측에 위치하고 있는 근육이다. 상완골의 내측상과, 상완골의 내측과상릉, 척골구상돌기
시작하여 요골 외측의 중간 3분의 1 지점에서 끝난다. 요척관절을 사용한 전완의 내회와 주관절을 사용
한 전완의 굴곡에 작용한다. 근복은 표면에 있지만, 원위단은 완요골근의 심부로 뻗어 있다.

# 요측수근굴근

- 수관절(손목 관절) 굴근에 속하는 전완의 근육이다.
- 수관절의 요측 편위(외전)에 작용한다.
- 손목의 혹사가 TP를 유발한다.

## 손목의 혹사가 TP를 유발한다

요측수근굴근은 척측수근굴근, 장장근과 함께 수관절굴근군을 이루고 있다. 상완골 내측상과에서 시작하여 제2 및 제3중수골저의 수장면 요측이다. 수관절굴근 전체가 수관절의 굴곡(장악)에 관여한다. 요측수근굴근 단독으로 수관절을 요측 편위(외전)시키는 작용을 한다.

### 원인

요측수근굴근의 TP는 라켓을 사용하는 스포츠 등 손목에 부담이 가는 운동으로 근육을 혹사시키거나 전완, 손목, 손에 외상을 입은 경우에 발생한다. 또한 소흉근, 상완삼두근, 광배근, 상후거근의 TP로 인해 유발되는 경우도 있다.

### 경향

요측수근굴근의 TP가 발생하면 찌르는 듯한 통증을 느끼거나 물건을 잡을 때 손바닥에서 압통을 느낀다. 또한 관련 TP가 수관절굴근, 천지굴근, 심지굴근에서 발생하는 사례가 많이 보인다.

### 주의해야 할 점

요측수근굴근의 TP에서는 내측상과염, **경부추간판의 병적 변화**, 흉곽출구 증후군, 수근관 증후군, 수관절 기능 부전, **척골신경의 압박**과 같은 다른 증상으로 오진하지 않도록 주의해야 한다. 또한 원회내근, 쇄골하근, 견갑하근, 극하근, 광배근, 상완근, 모지대립근의 TP와도 구별하는 것 외에 수관절굴근 중에서도 각각의 관련통 패턴도 구별해야 한다.

**수관절굴근**
요측수근굴근, 척측수근굴근, 장장근으로 이루어진 근육을 말한다.

 **키워드**

**척골신경**
척골 옆에 뻗어 있는 신경 조직을 말한다. 인체에서 뼈나 근육 등으로 보호받지 못하는 가장 큰 신경이기 때문에 외부로부터 힘이 가해지거나 손상을 입기 쉽다. 단모지굴근(정중 신경과 척골신경의 이중 신경 지배), 모지내전근, 소지외전근, 단소지굴근, 소지대립근, 단장근, 심지굴근(정중 신경과 척골신경의 이중 신경 지배), 충양근(정중 신경과 척골신경의 이중 신경 지배), 척측수근굴근, 배측골간근, 장측골간근이 이 신경의 지배를 받는다.

 **메모**

**경부추간판 장애**
경부추간판 장애의 증상 중 대부분은 손 저림이다. 제6경수 신경근(신경뿌리)의 자극 증상의 경우, 제1손가락과 제2손가락의 저림이 먼저 일어나고 저림이 강해지면 전완으로도 퍼져간다.

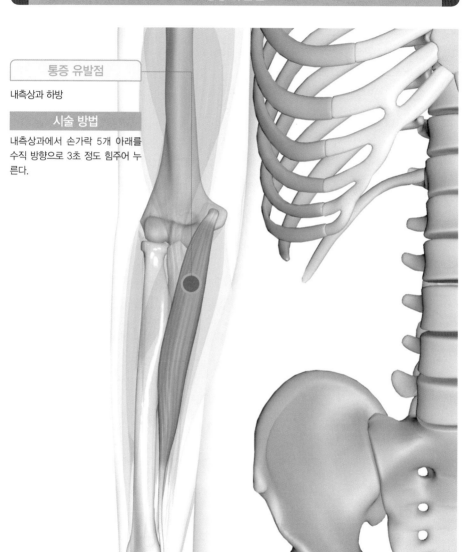

통증 유발점

## 통증 유발점

내측상과 하방

### 시술 방법

내측상과에서 손가락 5개 아래를
수직 방향으로 3초 정도 힘주어 누
른다.

## 근육의 위치와 특징

장장근, 척측수근굴근과 수관절굴근을 이루고 있는 상지의 근육이다. 상완골의 내측상과에서 시작하여
제2 및 제3중수골저의 수장면 요측에서 끝난다. 수관절을 사용한 손의 굴곡 · 요측 편위에 작용한다. 수관
절굴근 중에서는 척측수근굴근의 원위건보다 요측수근굴근의 원위건이 장장근의 원위근에 더 가깝다.

# 장장근

**POINT**
- 요측수근굴근, 척측수근굴근과 함께 수관절굴근을 형성한다.
- 수관절을 사용한 손의 굴곡에 작용한다.
- TP가 발생하면 찌르는 듯한 통증을 느낀다.

## 손목에 부담이 가는 움직임이 TP를 유발한다

장장근은 요측수근굴근, 척측수근굴근과 함께 수관절굴근을 이루는 근육이다. 이 근육은 모든 사람에게 존재하는 것이 아니라 결손되어 있는 사람도 있다. 상완골의 내과상과와 척골의 근위 3분의 2지점에서 시작하고 손바닥의 수장건막에서 끝난다. 수관절을 사용한 손의 굴곡에 작용한다.

### 원인

장장근의 TP는 다른 수관절굴근과 마찬가지로 라켓 스포츠 등 손목에 부담이 가는 운동으로 근육을 혹사시키거나 전완, 손목, 손에 외상을 입은 경우에 발생한다. 또한 소흉근, 상완삼두근, 광배근, 상후거근의 TP로 인해 유발되는 경우도 있다.

### 경향

장장근의 TP가 발생하면 찌르는 듯한 통증을 느끼거나 물건을 잡을 때 손바닥에서 압통을 느낀다. 또한 관련 TP가 수관절굴근, 천지굴근, 심지굴근에서 발생하는 사례가 많이 보인다.

### 주의해야 할 점

장장근의 TP를 내측상과염, 경부추간판의 병적 변화, 흉곽출구 증후군, 수근관 증후군, 수관절 기능 장애, 척골신경의 압박 등 다른 증상으로 오진하지 않도록 주의해야 한다. 또한 원회내근, 쇄골하근, 견갑하근, 극하근, 광배근, 상완근, 모지대립근의 TP와 구별하는 것 외에 수관절굴근 중에서도 각각의 관련통 패턴을 구별할 필요가 있다.

---

**시험에 나오는 어구**

**수관절 기능 장애**
수관절 기능 장애의 주요 유형으로는 관절의 파열이나 강직, 관절과 관련된 연부 조직의 변화로 인한 관절의 가동범위 제한, 신경 마비로 인한 관절 운동의 제한, 골절이나 탈구 등으로 인한 '동요 관절' 등을 들 수 있다.

**메모**

**장장근의 결손**
장장근을 수관절굴근의 일부로 볼 수 있지만, 인구의 약 13%는 장장근이 존재하지 않는다고 한다. 수관절을 사용한 장장근의 굴곡 작용은 다른 근육에 비해 보조적이라 볼 수 있다.

**장장근의 작용**
장장근은 주로 작은 물건을 집거나 손바닥으로 물을 뜨기 위해 용기 모양으로 만드는 운동 기능에 관여한다.

**장장근의 촉진**
장장근은 손을 컵 모양으로 만들었을 때 손목 안쪽에서 목시와 촉진이 가능해진다. 제1손가락과 제5손가락을 붙이고 손목을 굽히면 장장근의 힘줄이 도드라져 나타난다.

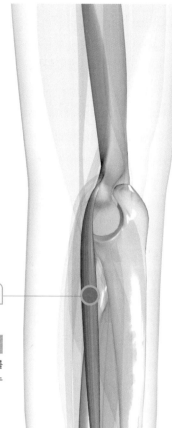

## 통증 유발점

내측상과 하방

### 시술 방법

내측상과에서 손가락 3개 아래를 수직 방향으로 3초 정도 힘주어 누른다.

## 근육의 위치와 특징

요측수근굴근, 척측수근굴근과 함께 수관절굴근을 형성하며 3개의 근육의 중앙에 위치한다. 상완골의 내측상과와 척골의 근위 3분의 2 지점에서 시작하고 손바닥의 수장건막에서 끝난다. 수관절을 사용한 손의 굴곡에 작용한다.

# 천지굴근

- 전완굴근에 속하는 근육이다.
- 제2~제5손가락의 굴곡, 손의 굴곡, 전완의 굴곡에 작용한다.
- 물건을 강하게 쥐는 동작으로 인해 TP가 발생하기 쉽다.

## 손끝에 찌르는 듯한 통증을 발생

천지굴근은 전완굴근에 속하는 근육이다. 상완골의 내측상과와 척골 구상돌기, 요골체의 전면 근위 2분의 1 지점에서 시작하고 제2손가락에서 제5손가락의 중절골 전면에서 끝난다.

제2~제5손가락의 **중수지절관절** 및 근위의 **지절간관절**을 사용한 제2손가락에서 제5손가락의 굴곡에 작용한다. 수관절을 사용한 손의 굴곡, 주관절을 사용한 전완의 굴곡에도 작용한다.

### 원인

천지굴근의 TP는 손가락을 사용하여 물건을 강하게 쥐는 등 급성·만성적인 근육의 혹사로 인해 유발된다.

### 경향

천지굴근의 TP는 대부분의 경우, 굴곡시키는 손가락의 전면 전체에 더해 손끝을 찌르는 듯한 통증이나 정중 신경 및 척골신경의 교액을 유발한다. 또한 지관절이나 수관절의 신전에 제한이 발생하는 경우도 있다. 관련 TP가 요측수근굴근, 척측수근굴근, 대흉근, 사각근에서 발생하는 경우도 많이 보인다.

### 주의해야 할 점

천지굴근의 TP의 경우, 경부추간판의 장애, **흉곽출구 증후군**, 수근관 증후군, 원회내근 증후군, 중수지절관절의 장애, 지절간관절의 장애와 같은 다른 질환으로 오진하지 않도록 주의해야 한다. 또한 천지굴근의 TP는 상완삼두근, 쇄골하근, 소흉근, 광배근, 제1배측골간근의 각 TP의 관련통 패턴과 구별할 필요도 있다.

---

**시험에 나오는 어구**

**중수지절관절**
중수골두와 기절골저 사이의 관절을 말한다. 관절강은 각 손가락에서 독립적이고 손가락의 굴곡, 신전, 내전, 외전을 담당한다. 'MP 관절' 또는 'MCP 관절'이라고도 부른다.

**지절간관절**
지절 뼈(손마디 뼈) 사이에 있는 경첩 관절로, 'IP 관절'이라고도 부른다. 손가락의 굴신에 작용한다. 모지는 IP 관절만 존재하지만 제2~제5손가락에는 근위 IP 관절과 원위 IP 관절이 있다.

**키워드**

**흉곽출구 증후군**
흉곽출구란 쇄골과 어깨, 경부 주위의 근육의 틈을 말하는 것으로, 압박을 일으키는 부위에 따라 손과 손가락의 저림, 냉증 등이 발생한다.

**메모**

**천지굴근의 TP 발생**
장시간에 걸쳐 테니스나 골프, 스키 경기를 하거나 드라이버 등과 같은 공구를 강하게 쥐는 등의 상황을 들 수 있다.

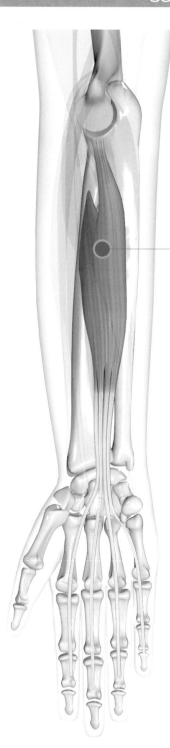

> ### 통증 유발점
> 전완 전면 중앙에서 약간 상방

> ### 시술 방법
> 전완 전면 중앙에서 약간 상방을 수
> 직으로 3초 정도 힘주어 누른다.

## 근육의 위치와 특징

심지굴근과 함께 제2~제5손가락(검지손가락에서 새
끼손가락)의 굴곡에 관여하는 근육이다. 장장근, 요측
수근굴근, 척측수근굴근의 심층부에 위치하고 있다.
상완골의 내측상과와 척골 구상돌기, 요골체의 전면
근위 2분의 1 지점에서 시작하고 제2손가락에서 제5
손가락의 중절골 전면에서 끝난다.

# 심지굴근

● 전완굴근에 속하는 근육이다.
● 제2~제5손가락의 굴곡, 손의 굴곡에 작용한다.
● TP가 발생하면 손끝에 찌르는 듯한 통증을 느낀다.

## 손가락 관절의 신전에 제한이 발생

심지굴근은 전완굴근에 속하는 근육이다. 척골 전면의 근위 2분의 1 지점에서 시작하여 제2손가락에서 제5손가락의 말절골 전면에서 끝난다. 제2손가락에서 제5손가락의 중수지절관절 및 근위·원위의 지절간 관절의 굴곡, 수관절을 사용한 손의 굴곡에 작용한다.

### 원인

심지굴근은 전완굴근에 속하는 근육이다. 척골 전면의 근위 2분의 1지점에서 시작하여 제2손가락에서 제5손가락의 말절골 전면에서 끝난다.

### 경향

심지굴근의 TP는 천지굴근의 TP와 똑같은 경향을 갖고 있다. 따라서 대부분의 경우 굴곡시키는 손가락의 전면 전체에 더해 손끝에 찌르는 듯한 통증이나 정중 신경 및 척골신경의 교액으로 나타난다. 또한 손가락 관절이나 수관절의 신전에 제한이 발생하는 경우도 있다. 관련 TP가 요측수근굴근, 척측수근굴근, 소흉근, 사각근에서 발생하는 경우도 많다.

### 주의해야 할 점

심지굴근의 TP의 경우, 경부추간판의 병적 변화, 흉곽출구 증후군, 수근관 증후군, 원회내근 증후군, 중수지절관절의 장애, 지절간관절의 장애 등 다른 질환으로 오진하지 않도록 주의해야 한다. 또한 심지굴근의 TP는 상완삼두근, 쇄골하근, 소흉근, 광배근, 제1배측골간근의 각 TP 관련통과 구별할 필요도 있다.

**시험에 나오는 어구**

**수근관 증후군**
수근관에는 손끝의 감각이나 손의 운동에서 중요한 역할을 담당하는 정중 신경이 통해 있는데, 이 신경이 장애를 입으면 저림이나 통증 등의 증상을 일으킨다. 정중 신경이 지배하는 것은 새끼손가락을 제외한 손가락이기 때문에 특히 가운데 손가락 끝에 저림 증상이 나타난다. 수근관 증후군의 치료로는 보존적인 치료와 수술이 있는데, 보존적인 치료에서는 보장구를 사용하여 손목을 고정시킨다.

**원회내근 증후군**
정중 신경이 원회내근부에서 교액되어 생기는 신경 마비 증상을 말한다. 외상 등이 원인으로 신경 기능이 저해받으면 주로 엄지선가락과 검지손가락의 굴곡이 제한되고 지각 장애도 발생한다. 치료는 환부의 안정이지만 그래도 증상이 경감되지 않으면 수술로 치료한다.

**키워드**

**제1배측골간근**
제1~제4배측골간근의 4개의 근육 중 제1중수골에서 시작하고 제2손가락의 기절골저의 요측 및 검지의 지배건막에서 끝난다.

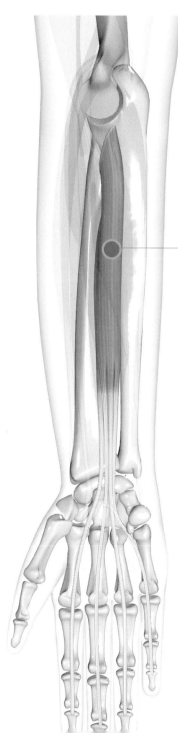

## 통증 유발점

전완 전면 중앙 부근

### 시술 방법

전완 전면의 내측 중앙을 수직 방향
으로 3초 정도 힘주어 누른다.

## 근육의 위치와 특징

전완부의 수장측, 천지굴근의 심부에 위치하고 있는
강력한 근육이다. 척골 전면의 근위 2분의 1 지점
에서 시작하여 제2손가락에서 제5손가락(검지손가
락에서 새끼손가락)의 말절골 전면에서 끝난다. 제
2손가락에서 제5손가락의 중수절관절 및 근위·원
위의 지절간관절의 굴곡, 수관절을 사용한 손의 굴
곡에 작용한다.

# 척측수근굴근

**POINT**
- 요측수근굴근, 장장근과 함께 수관절굴근을 형성한다.
- 손의 굴곡과 척측 편위에 작용한다.
- 손목에 부담이 가는 운동을 하면 TP가 발생하기 쉽다.

## 물건을 잡을 때 손바닥에 압통을 동반하는 TP

척측수근굴근은 요측수근굴근, 장장근과 함께 수관절굴근을 이룬다. 상완골의 내측상과와 척골의 근위 3분의 2 지점에서 시작하여 **제5중수골저, 두상골, 유구골구의 수장면 척측**에서 끝난다. 수관절을 사용한 손의 굴곡(굽힘)과 척측 편위에 작용한다. 수관절을 사용한 손의 척측 편위에 저항을 가함으로써 다른 수관절 굴곡과 구별할 수 있다.

### 원인

척측수근굴근의 TP는 라켓 스포츠 등 손목에 부담이 가는 운동으로 근육을 혹사시키거나 전완, 손목, 손에 외상을 입은 경우에 발생한다. 또한 소흉근, 상완삼두근, 광배근, 상후거근의 TP로 인해 유발되는 경우도 있다.

### 경향

척골 수근굴근의 TP가 발생하면 찌르는 듯한 통증을 느끼거나 물건을 잡을 때 손바닥에 압통을 느낀다. 또한 관련 TP가 다른 수관절굴근, 천지굴근, 심지굴근에서 발생하는 사례가 많이 보인다.

### 주의해야 할 점

과염, 경부추간판의 병적 변화, **흉곽출구 증후군**, 수근관 증후군, 수관절 기능 장애, 척골신경의 압박과 같은 다른 증상으로 오진하지 않도록 주의해야 한다. 원회내근, 쇄골하근, 견갑하근, 극하근, 광배근, 상완근, 모지대립근의 TP와 구별하는 것 외에 수관절굴근 중에서도 각각의 관련통 패턴을 구별할 필요가 있다.

시험에 나오는 어구

**제5중수골저**
사람의 중수골은 좌우 수근골의 원위에 가늘고 긴 관상골로 5개씩 있다. 요측에서 척측을 향해 제1~제5손가락과 대응하고 지절골보다 긴 것이 특징이다. 그중 척측에 가장 가까이 있는 제5중수골은 모든 손가락 중에서 가장 가늘고 긴 뼈이다. 중수골저는 중수골 중 근위단을 가리키고, 원위단은 '중수골두', 골간부는 '중수골체'라고 한다.

**두상골**
사람의 두상골은 좌우 손에 하나씩 존재하며 월상골, 삼각골, 주상골과 함께 근위 수근골을 형성하는 단골(짧은 뼈) 중 하나이다. 삼각골과 관절을 형성하며 소지외전근에서 시작하여 척측수근굴근에서 끝난다.

**유구골구**
유구골은 좌우 손에 하나씩 존재하며 대릉형골, 소릉형골, 유두골과 함께 원위 수근골을 형성하는 단골이다. 유구골구는 유구골 장측면의 내측단에서 장측으로 돌출되어 있다. 유구골구와 두상골 사이의 관상 부분을 '기요관'이라고 한다.

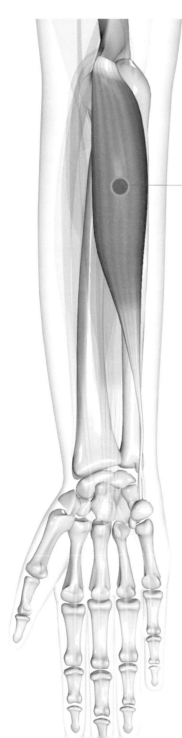

## 통증 유발점

전완 상방 3분의 1 지점

### 시술 방법

전완 상방의 3분의 1 지점을 3초
정도 힘주어 누른다.

## 근육의 위치와 특징

전완굴근 중에서는 가장 내측(새끼손가락쪽)에 있는
표층 근육이다. 상완골의 내측상과와 척골의 근위 3
분의 2 지점에서 시작하여 제5중수골저, 두상골, 유
구골구의 수장면 척측에서 끝난다. 수관절을 사용한
손의 굴곡(굽힘)과 척측 편위에 작용한다.

113

# 주근

- 주관절 부분의 표면에 있는 작은 근육이다.
- 상완삼두근의 보조근으로 주관절낭의 긴장에도 관여한다.
- TP의 관련통은 상완골의 외측상과로 국한된다.

## 팔꿈치 표면에 있기 때문에 촉진이 비교적 쉽다

주근은 주관절 부분의 표면에 있는 작은 근육이다. 지배신경은 완신경총의 후신경다발의 분지인 요골신경이다.

상완골의 외측상과 후면 상방에서 시작하여 척골 후면의 주두이다. 주관절을 사용한 전완의 신전에 작용한다. 그러나 힘이 약해서 주로 상완삼두근의 보조로 작용한다. 또한 주관절낭의 긴장에도 관여하여 주관절 신전 시에 주두와로 휩쓸리는 것을 막는 역할을 한다.

### 원인

주근의 TP는 급성·만성적인 근육 혹사로 인해 유발된다. 예를 들면 테니스나 철봉 등과 같이 주관절을 사용하는 스포츠나 수동 기어를 사용하는 자동차를 장시간 운전하는 경우, 지팡이를 짚고 걷는 경우 등이 이에 해당한다.

### 경향

주근의 TP 관련통은 상완골의 외측상과로 국한된다. 주근은 작은 근육이지만, 표면에 있기 때문에 전완 근위의 후면을 촉진하면 쉽게 찾을 수 있다.

### 주의해야 할 점

주근의 TP를 종종 테니스 엘보로 오진하는 경우가 있다. 파스를 붙여도 개선되지 않거나 바로 재발하는 경우에는 주근의 TP로 생각할 수 있다. 단, 주근과 똑같이 테니스 엘보로 오진하기 쉬운 장요측수근신근, 단요측수근신근, 지지신근, 총지신근의 각 TP 관련 가능성을 동시에 검토할 필요도 있다.

### 시험에 나오는 어구

**주관절낭**
관절낭은 활막 관절을 감싸는 2층 구조를 하고 있다. 외층의 섬유층은 흰색 섬유 조직으로 '관절낭 인대'라고 한다. 내층의 활막은 점성이 높은 관절액을 분비하고 있다.

**주두와**
팔꿈치를 폈을 때 척골의 주두가 들어맞는 부위를 말한다. 상완골의 하단부 후면, 활차 바로 위쪽에 긴 지름이 3cm 정도인 타원형으로 된 깊은 홈으로 존재한다.

### 메모

**테니스 엘보**
팔꿈치 바깥쪽에 통증이 발현되는 테니스 엘보의 정식 명칭은 '상완골 외측상과염'이다. 손가락이나 손의 관절을 펴는 근육에는 장요측수근신근, 단요측수근신근, 총지신근 등이 있는데, 이것들은 상완골의 일부인 외측상과에 붙어 있다. 물건을 들어 올리거나 손을 비트는 동작을 반복하면 이 부위에 만성적인 염증이 생겨 상완골 외측상과염이 발병한다.

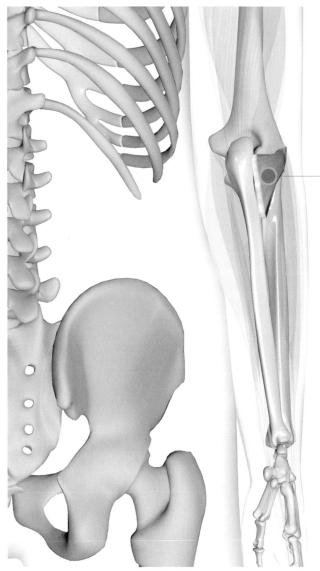

**통증 유발점**

팔꿈치 중앙 부근

**시술 방법**

외측상과에서 약간 하방을 수직 방
향으로 3초 정도 힘주어 누른다.

## 근육의 위치와 특징

주관절 부분의 표면에 존재하는 작은 근육이다. 상완골과 척골에 붙어 있으며 상완삼두근
과 함께 주관절을 신전시키는 작용을 한다. 지배 신경은 완신경총의 후신경다발의 한 분
지인 요골신경이다.

# 장요측수근신근

- 수관절신근에 속하는 전완의 근육이다.
- 손의 요측 편위(외전), 신전, 전완의 굴곡에 작용한다.
- 물건을 강하게 쥐면 TP가 발생하기 쉽다.

## TP 발생으로 인해 악력의 저하나 동통을 유발한다

장요측수근신근은 전완신근들 중에서 수관절신근군에 속하는 근육이다. 상완골에서 외측과상릉의 원위 3분의 1 지점에서 시작하여 제2중수골저의 후면 요측에서 끝난다. **장요측수근신근과 완요골근의 경계**는 손의 요굴과 주관절을 사용하여 전완을 굴곡시킴으로써 구별할 수 있다. 수관절을 지지점으로 하는 손의 요측 편위(외전)·신전과 주관절을 지지점으로 하는 전완의 굴곡에 작용한다.

### 원인

장요측수근신근의 TP는 물건을 강하게 쥐는 동작을 장시간 또는 여러 번 하게 되면 급성·만성적으로 근육이 혹사당하여 발생한다. **사각근군**이나 극상근의 TP의 영향으로 생기는 사례도 있다.

### 경향

장요측수근신근에서 TP가 발생하면 악력의 저하나 물건을 쥘 때 동통, 수관절을 사용한 손의 굴곡 제한, 요골신경의 교액 등의 증상이 나타난다. 관련 TP가 완요골근, 총지신근, 회외근, 사각근, 극상근 등에 발생하는 경우도 있다.

### 주의해야 할 점

장요측수근신근의 TP 관련통 패턴을 완요골근, 총지신근, 지지신근, 회외근, 상완삼두근, 쇄골하근, 사각근, 극상근, 오구완근, 상완근, 광배근, 모지내전근, 제1배측골간근의 각 TP 관련통 패턴으로 오진하지 않도록 주의해야 한다. 외측상과염이나 수근관 증후군 등 다른 질환과 구별할 필요도 있다.

---

시험에 나오는 어구

**수관절신근**
장요측수근신근, 단요측수근신근, 척측수근신근으로 구성된 근육. 전체가 수관절의 신전에 작용한다.

키워드

**사각근류**
전사각근, 중사각근, 후사각근으로 구성된 근육으로, 제1~제7경추의 가로돌기에서 시작하여 늑골에서 끝난다. 지배 신경은 경신경총과 완신경총이다. 근육 전체가 수축하면 머리를 동측으로 측굴시키는 작용이 있는 한편, 늑골에 붙어 있기 때문에 호흡을 보조하는 작용도 한다.

메모

**장요측수근신근과 완요골근의 경계**
장요측수근신근과 완요골근의 경계를 촉진하려면 수관절을 사용한 손의 요굴과 주관절을 사용한 전완의 굴곡을 교대로 시행하는 것이 좋다. 이로써 장요측수근신근은 손의 요굴로 수축되고 장요골근은 전완의 굴곡으로 수축되는 것을 확인할 수 있다.

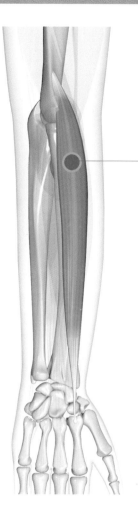

외측상과 손가락 3개 아래

## 시술 방법

외측상과 손가락 3개 아래의 완요
골근 외측 부근을 수직으로 3초 정
도 힘주어 누른다.

## 근육의 위치와 특징

수관절신근에 속하는 근육이다. 상완골에서 외측과
상릉의 원위 3분의 1 지점에서 시작하고 제2중수골
저의 후면 요측에서 끝난다. 완요골근과의 경계는 손
의 요굴과 주관절을 사용한 전완의 굴곡을 시행함으
로서 구별할 수 있다.

---

**COLUMN** ## TP 치료를 한 후에는 테이핑으로 근육을 릴랙스시킨다

   TP 치료를 한 후에 근육을 릴랙스시키고 림프의 흐름을 촉진하는 데는 테이핑이 효과적이다. 이때
준비할 것은 건강한 근육과 똑같은 정도의 신축성이 있는 압박 테이프이다. 이것을 TP의 원인이 된 근
육을 따라 부하를 느끼지 않는 위치에 붙인다. 저하된 근육을 보조하고 테이프의 힘으로 피부를 바깥
쪽으로 당김으로써 근육에서 불필요한 힘을 제거하고 피하와 근육 사이에 생긴 틈을 림프액이나 혈액
이 계속 흐르기 쉽게 해 준다.

# 단요측수근신근

**POINT**
- 수관절신근에 속하는 전완의 근육이다.
- 손의 요측 편위(외전), 신전, 전완의 굴곡에 작용한다.
- TP는 악력의 저하나 손의 굴곡 제한을 유발한다.

## 물건을 세게 쥐면 통증이 발생한다

단요측수근신근은 전완신근들 중에서 수관절신근에 속하는 근육이다. 시작은 상완골의 외측상과에서 시작하여 제3중수골저의 후면 요측에서 끝난다. 단요측수근신근 바로 전방에는 총지신근이 위치한다. 지배 신경은 완신경총의 후신경다발의 분지인 요골신경이다.

수관절을 지지점으로 하는 손의 요측 편위(외전)·신전과 주관절을 지지점으로 하는 전완의 굴곡에 작용한다.

### 원인

단요측수근신근의 TP는 물건을 세게 쥐는 동작을 장시간 또는 여러 번 할 때 생기는 급성·만성적인 근육의 혹사로 인해 발생한다. 사각근이나 극상근의 TP의 영향으로 발생하는 사례도 있다.

### 경향

단요측수근신근에 TP가 발생하면 악력의 저하나 물건을 쥘 때의 동통, 수관절을 사용한 손의 굴절 제한, 요골신경의 교액 등과 같은 증상이 나타난다. 관련 TP가 완요골근, 총지신근, 회외근, 사각근, 극상근 등에 발생하는 경우도 있다.

### 주의해야 할 점

단요측수근신근의 TP 관련통 패턴을 완요골근, 총지신근, 지지신근, 회외근, 상완삼두근, 쇄골하근, 사각근, 극상근, 오구완근, 상완근, 광배근, 모지내전근, 제1배측골간근의 관련통 패턴으로 오진하지 않도록 주의해야 한다. 외측상과염이나 수근관 증후군 등 다른 질환과 구별할 필요도 있다.

 **시험에 나오는 어구**

**요골신경**
완신경총(척수신경에서 분기하여 머리·목·쇄골·상완·전완·손에 이르는 신경총)에서 유래한 지름이 큰 신경이다. 상완 부분에서는 상완내측의 요골신경총. 전완 부분에서는 요골을 따라 바깥쪽으로 뻗어 있다. 후상완피신경, 하외측 상완피신경, 후전완피신경, 후골간신경, 배측지신경으로 분기한다.

 **키워드**

**지지신근**
척골 후하부 및 전완골간막에서 시작하여 제2지지 배건막에서 끝나는 근육을 말한다. 검지손가락의 신전, 수관절의 배굴에 작용한다.

**메모**

**단요측수근신근과 총지신근의 경계의 식별**
단요측수근신근이 수관절을 사용한 손의 요굴에 의해 수축하는 데 반해, 총지신근은 손가락의 신전에 의해 수축한다. 따라서 각각의 동작을 교대로 함으로서 근육을 특정할 수 있다.

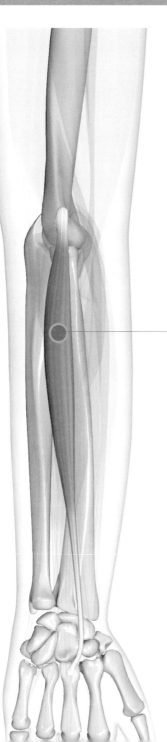

### 통증 유발점

외측상과에서 손가락 4개 하방

### 시술 방법

외측상과에서 손가락 4개 아래의 장요측수근신근 외측을 수직으로 3초 정도 힘주어 누른다.

## 근육의 위치와 특징

총지신근의 후방에 위치하고 있으며 수관절신근에 속하는 근육이다. 상완골의 외측상과에 시작하여 제3중수골저의 후면 요측에서 끝난다. 수관절을 지지점으로 하는 손의 요측 편위(외전) · 신전과 주관절을 지지점으로 하는 전완의 굴곡에 작용한다.

# 회외근

POINT
- 상완골, 척골, 요골에 붙어 있는 전완의 근육이다.
- 요척관절을 사용한 전완의 회외에 작용한다.
- TP가 요골신경 심지(deep radial)의 교액이나 외측상과통을 유발한다.

## TP를 테니스 엘보로 오진하기 쉽다

회외근은 상완골의 외측상과와 척골의 상부외측면(회외근릉)에서 시작하여 요골상부를 감싸듯이 비스듬히 아래쪽으로 뻗어 있다. 요골의 후면·외측·전면의 근위 3분의 1 지점에서 끝나는 상지의 근육이다. 요골신경의 심지가 근육의 천층과 심층 사이에 끼어들듯이 하여 근육을 관통하고 있다. 요척관절을 지지점으로 하는 전완의 회외로 작용하고 원회내근, 방형회내근과는 정반대의 작용을 한다.

### 원인

손으로 돌리는 드라이버나 문손잡이를 강한 힘으로 돌리는 등 과도한 근육의 사용이 회외근 TP를 발생시키는 원인이 된다.

### 경향

회외근의 TP는 요골신경 심지의 교액이나 외측상과통을 유발하는 경향이 있다. 관련 TP가 상완삼두근, 주근, 완요골근, 상완이두근, 상완근, 장장근, 장요측수근신근, 단요측수근신근, 총지신근, 소지신근 등에서 발생할 가능성도 있다.

### 주의해야 할 점

회외근의 TP 관련통 패턴을 상완이두근, 상완삼두근, 상완근, 극상근, 극하근, 쇄골하근, 사각근, 모지내전근, 제1배측골간근, 장요측수근신근, 완요골근, 총지신근 등의 관련통 패턴으로 오진하지 않도록 주의한다. 또한 외측상과염, 제5~제6경추의 신경 압박, 드쿼르벵의 협착성 건초염, 테니스 엘보와도 구별해야 한다.

시험에 나오는 어구

**요골신경의 심지**
요골신경에서는 후상완피신경·하외측상완피신경·후전완피신경·근지·심지·천지라는 각 분지가 나온다.

**소지신근**
상완골 외측과에서 시작하여 제5손가락의 지배건막에서 끝나는 근육을 말한다. 새끼손가락의 신전 및 외전에 작용한다.

**모지내전근**
모지구근에 속하는 근육 중 하나이다. 횡두는 제3중수골 장면, 사두는 유두골 및 제2~제3중수골저 장면에서 시작하고 양두가 합류하면서 제1중수골두 척측종자골 및 모지기저골저에서 끝난다. 엄지손가락의 내전에 작용한다.

메모

**원회내근, 방형회내근**
둘 다 회외근의 길항근이다. 예를 들어 입구가 넓은 병의 뚜껑을 오른손으로 돌려서 여는 경우, 방형회내근은 반시계 방향(회내한다·여는 방향)으로 힘을 가한다. 이에 반해 회외근은 시계 방향(회외한다·닫는 방향)으로 힘을 가할 때 작용한다.

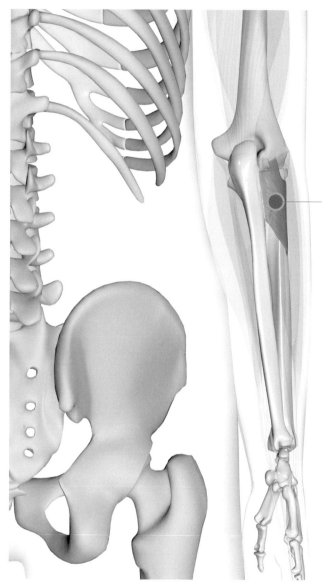

## 근육의 위치와 특징

전완에서 척골과 요골에 붙어 있는 근육이다. 전완을 회외하는 작용이 있으며 주관절
을 굴곡시키는 작용에도 보조적으로 기능한다. 길항근은 원회내근과 방형회내근이다.

# 총지신근

- 손가락의 신근에서 가장 큰 힘을 가진다.
- 엄지 이외의 모든 손가락에 작용하는 유일한 근육이다.
- 손가락을 장시간 굴곡시키면 TP가 발생하기 쉽다.

## 중지와 약지, 외측상과에 관련통을 일으킨다

총지신근은 손가락의 신근 중에서 가장 큰 힘을 발휘하는 근육이다. 상완골 외측상과에서 시작하여 제2~제5손가락의 중간 관절 및 **말절골**의 후면에서 끝난다. 중수지절관절과 지절간관절을 사용한 제2~제5손가락의 신전과 수관절을 사용한 손의 신전, 주관절을 사용한 전완의 신전에 작용한다. 총지신근은 엄지를 제외한 모든 손가락의 신전에 관여하는 유일한 근육이다.

### 원인

컴퓨터의 키보드나 마우스를 연속적으로 사용하는 등 과도한 근육의 사용이 TP의 원인이 된다. 장시간 손가락을 굴곡시킨 상태를 유지하는 것도 마찬가지이다. 사각근의 TP의 영향으로 유발되는 경우도 있다.

### 경향

총지신근의 TP는 중지손가락 및 약지손가락, 외측상과에 관련통을 일으킨다. **수관절의 배굴 제한으로 인해 배굴 시에 통증을 동반하는 경우도 있다.** 관련 TP는 장요측수근신근, 단요측수근신근, 회외근, 완요골근, 척측수근신근 등에서 발생한다.

### 주의해야 할 점

총지신근의 TP를 외측상과염, 지관절염, 제6 또는 제7척추의 신경 압박, 수관절의 기능 부전 등과 같은 다른 질환으로 오진하지 않도록 주의해야 한다. 또한 지지신근, 배측골간근, 사각근, 쇄골하근, 광배근, 오구완근, 상완삼두근의 각 TP 관련통 패턴과의 차이도 분명히 할 필요가 있다.

**말절골**
손이나 발에 있는 단골 중 하나로, 좌우 손발에 5개씩 존재하고, 손에는 기절골, 중절골과 함께 지절골을 이루고 있다.

🔒 키워드

**새끼손가락의 신근**
제5손가락에는 총지신근을 보조하는 소지신근도 존재하지만, 이 근육은 태어날 때부터 결여되어 있는 사람도 많다. 시작과 끝이 총지신근과 똑같기 때문에 새끼손가락에 뻗어 있는 총지신근과 구별하기 어렵다.

**수관절의 배굴 제한**
장요측수근신근이나 단요측수근신근, 척측수근신근과 같은 근육의 힘이 저하되거나 어떤 장애를 입으면 손목을 최대 가동 범위까지 자력으로 배굴시킬 수 없게 될 가능성이 있다.

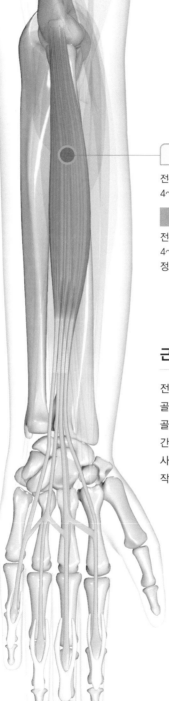

### 통증 유발점

전완 후면의 중앙 부근 외측상과 및
4~5cm 하방 부근

### 시술 방법

전완 후면의 중앙 부근 외측상과 및
4~5cm 하방 부근을 수직으로 3초
정도 힘주어 누른다.

## 근육의 위치와 특징

전완신근 중 천근층에 있는 근육 중 하나이다. 상완
골 외측상과에서 시작하여 제2~제5손가락의 중절
골 및 말절골 후면에서 끝난다. 중수지절관절과 지절
간관절을 사용한 제2~제5손가락의 신전, 수관절을
사용한 손의 신전, 주관절을 사용한 전완의 신전에
작용하며 손가락의 신전 중 가장 큰 힘을 발휘한다.

# 척측수근신근

POINT

- 전완의 후면 내측으로 뻗어 있는 이관절근이다.
- 손의 신전 · 척측 편위, 전완의 신전에 작용한다.
- 손목을 새끼손가락쪽으로 굽히는 움직임에 의해 TP가 발생하기 쉽다.

## 다른 수근신근보다는 TP가 발생할 확률이 낮다

척측수근신근은 전완의 후면 내측으로 뻗어 있는 **이관절근**이다. 상완골의 외측상과와 척골 후면의 중간부 3분의 1 지점에서 시작하여 제5중수골저의 손 후면 척측에서 끝난다.

수관절을 사용한 손의 신전 · 척측 편위, 주관절을 사용한 전완의 신전에 작용한다.

### 원인

손목을 척측 편위하는(새끼손가락쪽으로 굽히는) 움직임을 과도하게 또는 장시간 시행하면 근육이 혹사당하여 TP가 발생한다. 또한 직접적인 외상이나 사각근 또는 상후거근의 영향으로 TP가 유발되는 경우도 있다.

### 경향

총지신근, 소지신근, 사각근, 상후거근 등에서 관련 TP가 발생하는 사례가 많이 보인다. 그런데 장요측수근신근이나 단요측수근신근과 비교하면 척측수근신근 자체의 TP는 발생하기 어렵다는 특징이 있다.

### 주의해야 할점

수관절의 기능 장애나 관절염, 수근관 증후군, 제7 또는 제8경추의 신경 압박 등 다른 질환과 구별하기 어렵다는 특징이 있다. 또한 단요측수근신근, 지지신근, 회외근, 사각근, 견갑하근, 오구완근의 TP 관련 통 패턴으로 오진하지 않도록 주의해야 한다.

시험에 나오는 어구

**이관절근**

시작과 끝이 2개의 관절에 걸쳐 있는 근육을 말한다. 주관절과 수관절에 걸쳐 있는 척측수근신근 이외의 이관절근으로는 상완이두근의 장두 · 단두(주관절과 견관절), 상완삼두근 장두(주관절과 견관절), 대퇴이두근 장두(고관절과 슬관절), 반막양근(고관절과 슬관절), 반건양근(고관절과 슬관절), 비복근(슬관절과 족관절), 대퇴직근(고관절과 슬관절) 등을 들 수 있다.

메모

**TP가 발생하기 어렵다**

척측수근신근에서 TP가 발생하기 어려운 이유는 장요측수근신근이나 단요측수근신근보다 근육에 대한 하중이 걸리기 어렵기 때문이다.

## 통증 유발점

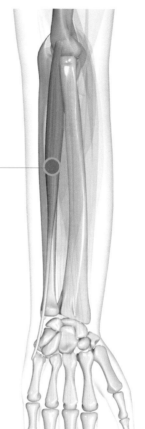

### 통증 유발점

전완의 척측 중앙 부근

### 시술 방법

전완의 척측 중앙 부근을 수직으로
3초 정도 힘주어 누른다.

## 근육의 위치와 특징

장요측수근신근, 단요측수근신근과 함께 수관절신근을
이룬다. 전완의 후면 내측에 뻗어 있는 이관절근으로,
상완골의 외측상과와 척골 후면의 중간부 3분의 1 지
점에서 시작하여 제5중수골저의 손 후면 척측에서 끝
난다. 수관절을 사용한 손의 신전 · 척측 편위 주관절을
사용한 전완의 신전에 작용한다.

### Athletics Column

## 스트레칭 시 주의해야 할점

스트레칭에는 TP를 치료한 후의 통증 완화나 관절 가동범위의 개선, 혈행을 촉진시켜 피로를 빨리
회복시키는 등 많은 효과가 있다. 그런데 근육이 손상을 입었을 때나 차가운 상태일 때 무리한 스트레칭
을 하는 것은 금물이다. 어떤 경우이든 반동을 주지 않고 천천히 스트레칭을 하도록 신경 써야 한다. 스
트레칭하고 싶은 근육을 긴장이 느껴지지 않는 위치로 움직이고 최소한 30초 정도는 펴도록 한다. 숨을
내뱉으면서 스트레칭을 하면 근육이 보다 더 릴랙스된다.

# TP 예방으로 이어지는 근력 트레이닝

TP 발생의 주요 원인 중 하나가 근력의 저하이다. 즉, 근력 저하를 막는 것이 새로운 TP의 발생을 예방하는 것으로 이어진다. 근력을 유지 또는 지금보다 높이려면 근력 트레이닝을 빼놓을 수 없다.

근력 트레이닝 초보자는 먼저 등척성 운동과 등장성 운동의 차이를 알아 두어야 한다.

등척성 운동은 관절을 움직이지 않고 근력이 작용하게 하는 트레이닝이다. 예를 들면 철봉에 매달린 채로 정지하거나 복근 운동의 움직임을 중간에 멈춘 자세를 유지하는 것이 이에 해당한다. 이에 반해 등장성 운동은 일정한 힘(저항)에 저항하는 트레이닝이다. 바벨이나 덤벨, 머신과 같은 기구를 사용한 방법 외에 러닝이나 워킹도 등장성 운동에 포함될 수 있다.

어느 방법이든 트레이닝으로는 효과적이지만, 근육의 지구력을 높인다는 목적에 맞고 관절에 부담이 되지 않는 것이 '등척성 운동'이다. 부하의 크기는 관절에 대한 각도에 따라 달라지는데, 각도를 넓힐수록 그 자세를 유지하기 위한 근력이 필요해진다. TP의 통증이 강한 경우, 활성화될 우려가 있으므로 격심한 트레이닝은 피하는 것이 좋다.

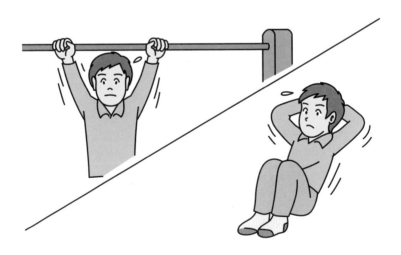

# 5장

몸통·골반 주위의 근육

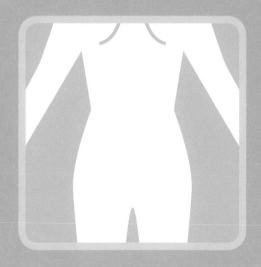

통증과 그 통증의 원인으로 여겨지는 근육의 통증 유발점(파란색 원)

# 요배부의 통증

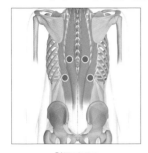

척주기립근
→P140

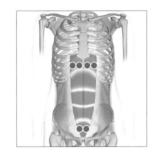

복직근
→P132

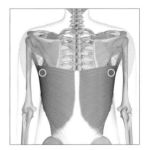

광배근
→P76

# 전흉부의 통증

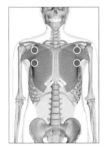

대흉근
→P80

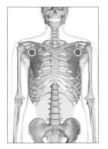

소흉근
→P82

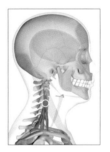

사각근
→P56

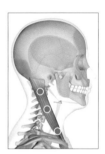

흉쇄유돌근
→P54

# 측흉부의 통증

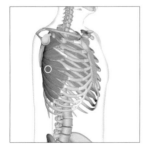

전거근
→P84

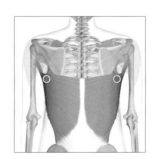

광배근
→P76

통증 유발점이 여러 개 있는 경우에는 통증에서 가까운 위치부터 촉진한다.

# 복통

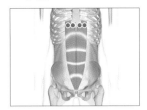

**복직근**
→P132

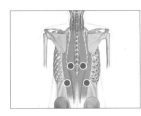

**척주기립근**
→P140

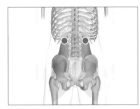

**요방형근**
→P138

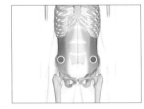

**복횡근**
→P142

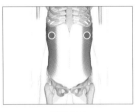

**외복사근**
→P134

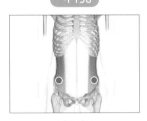

**내복사근**
→P136

# 요통

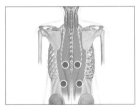

**척주기립근**
→P140

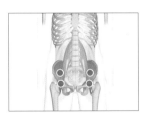

**장요근**
→P144

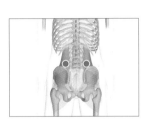

**요방형근**
→P138

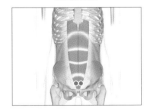

**복직근**
→P132

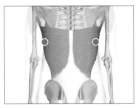

**광배근**
→P76

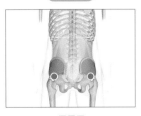

**중둔근**
→P148

# 천골부의 통증

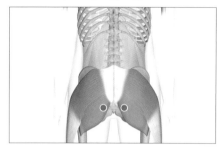

대둔근
→P146

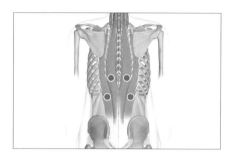

척주기립근
→P140

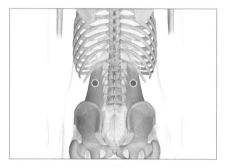

요방형근
→P138

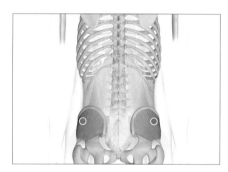

중둔근
→P148

# 골반부의 통증

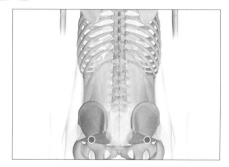

이상근
→P152

# 둔부의 통증

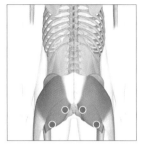

대둔근
→P146

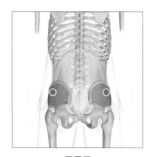

중둔근
→P148

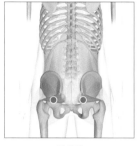

이상근
→P152

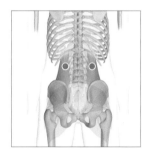

요방형근
→P138

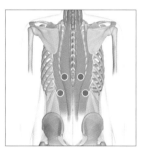

척주기립근
→P140

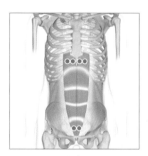

복직근
→P132

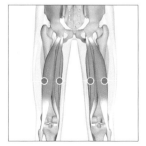

햄스트링
→P172

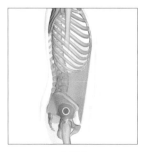

소둔근
→P150

# 복직근

POINT

- 3~4개의 건획으로 구분된 전복벽의 평평한 근육이다.
- 체간의 굴곡·측굴, 골반의 후경, 호흡(날숨)에 작용한다.
- 과도한 복근 운동, 심한 기침 등이 TP를 유발한다.

## TP가 복부 불쾌감, 복부 산통 등을 발생시킨다

복직근은 전복벽에 뻗어 있는 평평한 근육이다. **치골릉**과 **치골결합**에서 시작하여 흉골검상돌기와 제5~제7늑골의 늑연골에서 끝난다. 세로로 긴 근육이지만, 중간에 3~4개의 건획으로 구분되어 있다.

척추 관절을 사용한 체간의 굴곡·측굴과 골반의 후경에 작용한다. 복부의 표층에서 잘 발달된 근육이므로 시각적으로 확인하기 쉽다.

### 원인

복직근의 TP는 과도한 복근 운동이나 배변 시에 힘을 너무 많이 주는 동작 등으로 근육이 혹사당하여 일어난다. 호흡에도 관여하는 근육이기 때문에 만성적인 기침이나 장시간에 걸친 강제 복식 호흡도 원인이 된다. 직접적 외상이나 내장 질환도 마찬가지이다.

### 경향

복직근의 TP는 넓은 범위에서 **복부 불쾌감**(소화불량, 구역질, 구토)과 산통으로 나타나는 경우가 많다. 척수신경 전분지의 교액, 하복부나 골반의 동통 등이 보이는 경우도 있다. 또한 상부 좌측에 TP가 발생한 경우, 심장 하면에 동통이 발생하는 경우도 있다.

### 주의해야 할 점

소화성 궤양, 열공 헤르니아, 충수염, 소장 내 감염증, 요관 질환, 담낭염, 월경 동통 등 다른 원인으로 인한 질환으로 오진하지 않도록 주의해야 한다. 척주기립근, 외복사근, 내복사근, 복횡근, 늑간근, 대흉근 등의 관련통 패턴과도 구별해야 한다.

키워드

**치골릉**
치골의 상연에서 치골결절부터 치골결합의 상연까지 이어지는 융기를 말한다.

**치골결합**
좌우 치골이 연골에 의해 결합되어 있는 부위를 말한다.

**건획**
복직근의 표면을 나누는 가로선을 말한다. 세로로 긴 복직근을 짧은 범위로 수축시킴으로써 상부나 하부 등 일부만을 운동시키거나 반대로 모든 복직근을 같이 모아 움직이게 하는 데 좋은 구조로 되어 있다. 건획은 복직근의 표면에만 존재하며 근육의 안쪽에는 긴 복직근의 근섬유가 세로로 뻗어 있을 뿐이기 때문에 건획이 복직근을 표면에서 눌러 들어가는 형태로 되어 있다.

메모

**산통**
일정한 간격마다 주기적으로 나타나는 복부 격통을 말한다. 일반적으로는 위나 장과 같은 소화관, 담도, 신우, 요관 등과 같은 관상 장기의 벽에 존재하는 평활근의 경련과 수축에 의해 일어난다. 만성화된 충수염이나 각종 결석 등으로도 일어난다.

## 통증 유발점

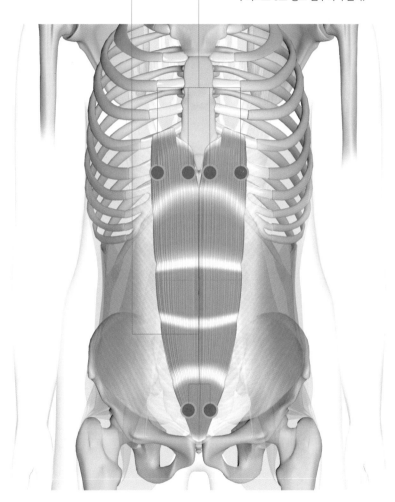

통증 유발점

흉골 하방 부근 또는 치골결합 부근

시술 방법

검상돌기 측방 또는 치골결합 부근을
수직으로 3초 정도 힘주어 누른다.

## 근육의 위치와 특징

복부를 덮는 복근 중 건획에 의해 3~4개의 복막으로 나뉘어져 있는 세로로 긴 근육이다. 발달된
근육을 복부 표층에서 쉽게 확인할 수 있다. 치골릉과 치골결합에서 시작하여 흉골 검상돌기와 제
5~제7늑골의 늑연골에서 끝난다. 척추관절을 사용한 체간의 굴곡·측굴, 골반의 후경에 작용한다.

# 외복사근

**POINT**
- 흉복벽 외측부에 뻗어 있는 복부의 근육이다.
- 혈체간의 굴곡·측굴·대측 회선, 골반의 후경 등에 작용한다.
- 생체간의 굴곡 및 대측 회선으로 찾을 수 있다.

## 만성적인 기침이나 과도한 복근 운동이 TP를 유발한다

외복사근은 복부 근육 중에서 복벽 외측부에 뻗어 있는 **측복근** 중 하나이다. 복부건막, 치골, 서혜인대, 장골릉 전부에서 시작하여 제5~제12늑골의 외측면에서 끝난다.

축추관절을 사용한 체간의 굴곡·측굴·대측 회선과 골반의 후경·거상·동측 회선, **복부 내부의 압박**에 작용한다. 외복사근과 그 내층에 위치하고 있는 내복사근을 합하여 '복사근'이라고 부르는 경우도 있다. 촉진 시에는 체간의 굴곡 및 대측 회선 등으로 쉽게 찾아낼 수 있다.

### 원인

외복사근의 TP는 과도한 복근 운동이나 배변 시에 힘을 주는 행동, 만성 기침 등으로 인한 급성·만성적인 근육의 혹사로 유발된다. 외상이나 내막 질환, 복벽의 긴장 등이 원인이 되는 경우도 있다.

### 경향

외복사근의 TP는 흉부나 복부, 골반, 서혜부의 동통, 복부 산통 외에 설사나 구토 등 내장 증상으로 나타나는 경우도 있다.

관련 TP가 대측에 있는 외복사근, 동측 또는 대측의 복횡근 및 복직근, 고관절 내전근에 나타나는 경우도 있다.

### 주의해야 할 점

외복사근의 TP는 **소화성 궤양**이나 **열공 헤르니아**, 충수염, 담낭염, 요관 질관, **소장 내 감염증** 등 다양한 내장 질환으로 오진하기 쉽다는 특징을 갖고 있다. 복직근, 복횡근, 늑간근 등 다른 부위의 TP 관련통과 구별해야 한다.

---

**키워드**

**소화성 궤양**
'십이지장 궤양이라 불리기도 한다. 위나 십이지장에 궤양이 생긴 상태를 가리키고 원인으로는 헬리코박터 파일로리균 등과 같은 세균 감염이나 약제, 스트레스, 폭음·폭식 등을 들 수 있다. 궤양이 생기면 복통 등의 증상이 나타나며 출혈이 일어나면 변의 색이 검게 변하거나 빈혈 증상이 나타나는 경우도 있다. 헬리코박터 파일로리균이 원인인 경우에는 항생제의 투여를 겸하고 빈혈 정도에 따라서는 수혈도 필요하다.

**열공 헤르니아**
식도가 통하는 횡격막의 개구부(열공)에서 위의 일부가 돌출되어 있는 상태를 말한다. 나이가 들거나 비만, 흡연 등이 원인으로 여겨지며 소화불량이나 역류 외에 흉통, 복부 팽만, 트림, 연하 곤란 등의 심각한 증상을 보이는 경우도 있다.

**소장 내 감염증**
소장이 병원균으로 감염되어 발병하는 질환을 말한다. 원인으로는 세균, 바이러스, 기생충 등을 생각할 수 있다. 토사물이나 변에서 검출된 물질을 특정하는 형태로 진단한다.

# 통증 유발점

## 통증 유발점

상완장골극 상방

## 시술 방법

제5늑골 하방을 3초 정도 힘주어 누른다.

## 근육의 위치와 특징

복벽 외측부를 향해 뻗어 있는 측복근 중 하나이다. 복부건막, 치골, 서혜인대, 장골릉 전부에서 시작하고 제5~제12늑골의 외측면에서 끝난다. 척추관절을 사용한 체간의 굴곡·측굴·대측 회선, 골반의 후경·거상·동측 회선, 복부 내부의 압박에 작용하고 체간의 굴곡 및 대측 회선을 함으로써 촉진할 수 있다.

# 내복사근

**POINT**
- 외복사근의 심층에 있는 근육이다.
- 체간의 굴곡·측굴·동측 회선, 골반의 후경 등에 작용한다.
- 체간을 굴곡 및 동측 회선시키면 촉진하기 쉽다.

## 스트레스로 인한 복벽의 긴장이 TP의 원인

내복사근은 복부 근육 중 복벽 외측부를 향해 뻗어 있는 측복근 중 하나이다. 외복사근의 심층에 존재하며 서혜인대, 장골릉, **흉요근막**에서 시작하여 제10~제12늑골 및 복직근초, 백선에서 끝난다.

작용은 척추관절을 사용한 체간의 굴곡·측굴·동측 회선과 요천관절을 사용한 골반의 후경·거상·대측 회선, 복부 내부의 압박에 작용한다. 내복사근과 그 외층에 위치하고 있는 외복사근을 합하여 '복사근'이라 부르는 경우도 있다. 촉진 시에는 체간을 굴곡 및 동측으로 회선시킴으로써 쉽게 찾아낼 수 있다.

### 원인

내복사근의 TP는 과도한 복근 운동이나 배변 시에 힘을 주는 동작, 만성적인 기침 등으로 인한 급성·만성적 근육의 혹사로 인해 유발된다. 외상, 내장 질환, 복벽의 긴장 등이 원인이 되는 경우도 있다.

### 경향

내복사근의 TP는 흉부나 복부, 골반, 서혜부의 각 동통, 복부 산통 외에 설사나 구토 등과 같은 내장 증상으로 나타나는 경향도 있다. 관련 TP가 대측의 외복사근, 동측 또는 대측의 복횡근 및 복직근, 고관절 내전근에 나타나는 경우도 있다.

### 주의해야 할 점

소화성 궤양이나 열공 헤르니아, 충수염, 담낭염, 요관 질환, 소장 내 감염증 등 다양한 내장 질환으로 오진하기 쉽다는 특징을 갖고 있다. 복직근, 복횡근, 늑간근 등 다른 부위의 TP 관련통 패턴과 구별해야 한다.

 **키워드**

**흉요근막**
배부의 근육(천배근, 심배근)을 감싸고 천배근과 상·하후거근으로 덮여 있는 근막을 말한다. 추골의 가시돌기 및 극상인대와 늑골각, 요추늑골돌기 및 장골릉 사이에 뻗어 있으며 상방은 항근막으로 이어지고 하단부는 천골 후면에 붙어 있다. 요부에서는 하후거근의 근막, 하부에서는 다시 광배근의 건막과 겹쳐 유착되어 있으며 이 두꺼운 부분을 특히 '요배건막'이라고 한다.

**복직근초**
세로로 길게 존재하는 복직근의 전후를 수직으로 교차하는 형태로 감싸고 있는 평평한 건막을 말한다. 측복근의 정지 건막이 정중선 가까이에서 유합되어 만들어진다.

**백선**
건획과 수직으로 교차하듯이 존재하는 힘줄을 말한다. 복직근의 중앙이 세로로 뻗어 있다.

 **메모**

**복사근**
외복사근과 내복사근은 표층과 심부에서 인접해 있기 때문에 관련통 패턴에 거의 차이가 없다.

## 통증 유발점

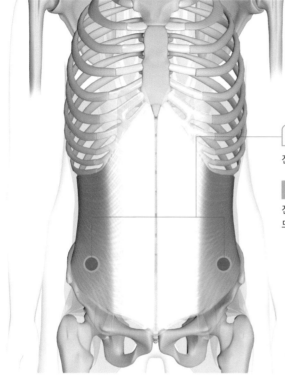

**통증 유발점**

전상장골극 상방

**시술 방법**

전상장골극 상방을 수직으로 3초 정도 힘주어 누른다.

## 근육의 위치와 특징

외복사근의 심층에 있으며 복벽 외측부로 뻗어 있는 측복근 중 하나이다. 서혜인대, 장골릉, 흉요근막에서 시작하여 제10∼제12 늑골과 복부 건막에서 끝난다. 척추관절을 사용한 체간의 굴곡·측굴·동측 회선, 골반의 후굴·거상·대측 회선, 복부 내부의 압박에 작용한다. 체간을 굴곡 및 동측 회선하면 촉진할 수 있다.

---

**COLUMN** **수면 시의 자세와 TP의 관계**

취침 시에는 자신의 몸에 맞는 크기나 강도의 침구를 사용하는 것이 원칙이다. 그런데 TP가 발생한 경우, 이때까지와 똑같은 침구를 사용하면 더욱 악화되는 경우도 있으므로 주의해야 한다. 특히, 부드러운 베개나 침대는 취침 중에 일어나는 무의식적인 움직임에 의해 진동이 일어나 TP에 나쁜 영향을 준다. 형상 기억 베개를 사용하거나 바닥에 얇은 패드를 깔고 자는 등 몸을 제대로 서포트해 주는 방법을 궁리하는 것이 좋다.

# 요방형근

POINT

- 요추의 양쪽 외측에 존재하는 장방형 근육이다.
- 골반의 거상, 체간의 신전·측굴 등에 작용한다.
- 무거운 것을 들어올리면 TP가 발생하기 쉽다.

## TP가 심부에서 등 아래의 통증으로 나타난다

요방형근은 복강후벽을 형성하는 후복근이다. 요추 양쪽 외측에 존재하며 장방형 모양을 하고 있기 때문에 이런 이름이 붙었다. 제12늑골의 하내측연과 제1~제4요추의 가로돌기에서 시작하여 후내측의 장골릉에서 끝난다. 골반의 거상과 척추관절을 사용한 체간의 신전·측굴, 늑추관절을 사용한 제12늑골의 하제에 작용한다.

### 원인

요방형근의 TP는 무거운 물건을 들어올리거나 체간을 반복해서 굴곡시키는 등 과도한 근육의 사용으로 인해 유발된다. 척추의 굴곡을 대측 측굴이나 한쪽 방향에 대한 회선과 함께 하는 스트레칭에서 부하가 너무 걸린 경우도 마찬가지이다.

### 경향

요방형근의 TP는 대부분의 경우 심부에서 등 아래 부분의 통증, 때로는 찌르는 듯한 통증으로 나타난다. 척추의 굴곡·대측 측굴의 제한, 골반의 동측 거상을 유발하는 경향도 있다. 대측의 요방형근이나 체간의 동측에 있는 척주기립근, 횡돌극근, 소둔근, 중둔근, 대둔근 등에서 관련 TP가 발생하는 사례도 많다.

### 주의해야 할 점

이 근육의 관련통 패턴을 장요근이나 대둔근 등 다른 근육의 관련통으로 오진하지 않도록 주의해야 한다. 요천관절 기능 부전이나 요부추간판 증후군, 좌골신경통, 대퇴골 전자부 점액낭염 등 다른 질환과도 구별해야 한다.

 시험에 나오는 어구

**복강후벽**
복강은 복부의 내강으로, 그 내부에 간·위·장·비장 등이 들어 있다. 복강과 외부를 차단하는 벽을 '복강벽'이라고 하는데, 복강후벽은 복강벽의 후면 (등쪽)을 가리킨다. 이에 반해 전면은 '복강전벽', 상면은 '횡격막', 하면은 '골반벽'이라 부른다.

**후복근**
복근은 크게 전복근, 측복근, 후복근으로 나눌 수 있다. 후복근은 대요근·소요근·장요근·장방형근으로 이루어진다. 참고로 전복근은 장직근·추체근으로 되어 있다. 3층으로 이루어진 측복근은 상층에서부터 외복사근, 내복사근, 복횡근 순으로 겹쳐 있다.

 **메모**

**제12늑골의 하제**
늑골의 하제는 숨을 내뱉을 때의 움직임을 말한다. 하위 늑골의 내측에는 횡격막이 붙어 있다.

## 통증 유발점

### 통증 유발점

요추 가시돌기 외방 3~5cm 주변

### 시술 방법

요추 가시돌기 외방 3~5cm 주변을
수직으로 3초 정도 힘주어 누른다.

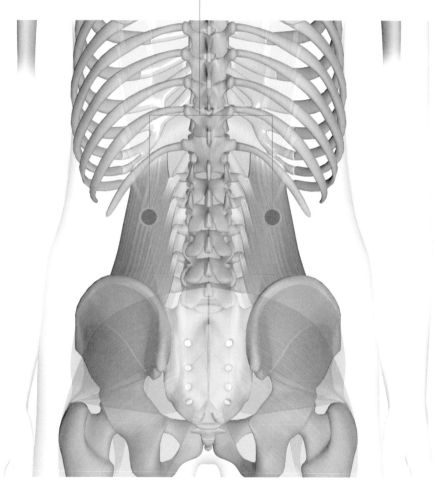

## 근육의 위치와 특징

요추의 양쪽 외측에 있는 장방형의 근육으로, 복강후벽을 형성한다. 제12늑골의 하내측연과
제1~제4요추의 가로돌기에서 시작하여 후내측의 장골릉에서 끝난다. 요천관절을 사용한 골
반의 거상·전경, 척추관절을 사용한 체간의 신전·측굴, 늑추관절을 사용한 제12늑골의 하
제에 작용한다.

# 척주기립근

POINT

● 장늑근, 최장근, 극근으로 구성된 근육이다.
● 등의 만곡을 조절하여 자세를 유지한다.
● TP는 체간의 운동 제한으로 이어지기 쉽다.

## 척추를 굴곡·회선하면서 앞으로 구부정한 자세가 원인

척주기립근은 **장늑근, 최장근, 극근**이라는 세로로 나란히 뻗어 있는 3개 기둥 모양의 근육으로 구성되어 있다. 천골, 장골릉, 추골의 가시돌기와 가로돌기, 늑골에서 시작하여 늑골, 추골의 가시돌기와 가로돌기, 측두골에서 끝난다. 흉요추의 신전·측굴, 서 있거나 앉아 있을 때 척추의 생리적인 만곡 유지의 보조, 보행 시의 척주 안정에 작용한다. 또한 복직근의 길항근으로도 작용한다.

### 원인

척주기립근의 TP는 책상을 향해 구부정한 자세를 계속 유지하거나 스포츠에서 앞으로 숙이는 자세를 취하는 등 급성·만성적인 근육의 혹사로 발생한다. 특히, 척추를 굴곡·회선시키면서 앞으로 숙이는 자세를 취하면 그 경향이 강해진다.

### 경향

척주기립근의 TP가 발생하면 척추관절을 사용한 체간의 운동 제한이나 과도한 요추의 전만, 흉추 후만 부족으로 이어진다. 관련 TP가 광배근, 요방형근, 대요근, 횡돌극근, 상후거근, 하후거근에서 발생하는 경향도 있다. 흉부의 척주기립근의 TP는 근육 상부와 하부에 동통을 일으키지만, 요부의 척주기립근의 경우 하부에 동통을 일으킨다.

### 주의해야 할 점

척주기립근의 TP를 척추관절 기능 부전이나 늑관절염, 추간관절 증후군, 협심증, 내장통, 좌골신경통과 같은 다른 질환으로 오진하지 않도록 주의해야 한다.

📖 시험에 나오는 어구

**장늑근**
척주기립근은 바깥쪽부터 장늑근, 최장근, 극근 순으로 나란히 있다. 장늑근은 다시 상부의 흉장늑근과 하부의 요장늑근으로 구분하는 경우도 있다.

**최장근**
척주기립근 중 가장 긴 근육으로, 장늑근과 극근 사이에 위치하고 있다. 그러나 양쪽에 인접해 있는 장늑근이나 극근과의 경계를 구별하기는 어렵다.

**극근**
경추와 흉추의 가로돌기를 말한다. 항인대부터 경추와 흉추의 가로돌기, 후두골에 부착되어 있는 근육이다. 다른 척주기립근과 달리 늑골에는 붙어 있지 않다.

✏️ 메모

**척주기립근의 관련통 패턴**
요장늑근의 TP는 둔부 중앙, 흉장늑근은 척추 방향에 대한 내측 및 복부, 최장근 흉부에서는 둔부 중앙에 각각 관련통이 발생하는 경우가 많다.

# 통증 유발점

## 통증 유발점

흉추·요추 가시돌기의 외방 1~3cm

## 시술 방법

흉추·요추 가시돌기의 외방 1~3cm 주변을 근육과 수직으로 3초 정도 힘 주어 누른다.

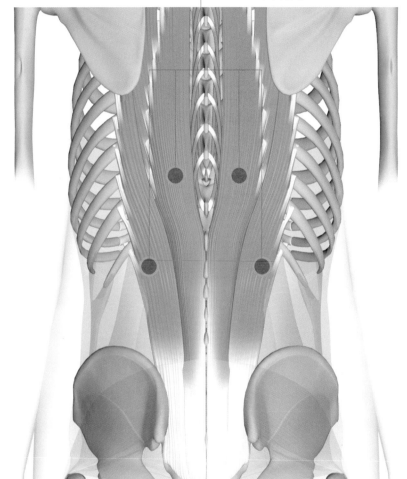

## 근육의 위치와 특징

요추의 양쪽 외측에 있는 장방형의 근육으로, 복강후벽을 형성한다. 제12늑골의 하내측연과 제1~제4요추의 가로돌기에서 시작하여 후내측의 장골릉에서 끝난다. 요천관절을 사용한 골반의 거상·전경, 척추관절을 사용한 체간의 신전·측굴, 늑추관절을 사용한 제12늑골의 하제에 작용한다.

# 복횡근

**POINT**
- 외복사근과 내복사근의 심부에 있는 근육이다.
- 복부의 압박을 높이고 요추의 안정과 날숨을 보조한다.
- 장시간 다리를 꼬고 앉는 자세는 복횡근을 압박한다.

## TP로 인해 체한 증상이나 복부통이 발생한다

복횡근은 복부의 근육 중 복벽 외측부로 뻗어 있는 **측복근** 중 하나이다. 외복사근과 내복사근의 심부에 있으며 제7~제12늑골의 늑연골과 서혜인대, 장골릉, 흉요근막에서 시작하여 복부건막에서 끝난다.

복직근이나 복사근 등 복부 내부의 압박에 주로 작용한다. 이로 인해 요추의 안정을 꾀하고 보조적인 날숨, 내장의 위치 안정, 배변 보조 등에도 작용한다.

### 원인

복근을 사용한 과도한 운동으로 인해 생긴 격심한 피로나 외상이 복횡근의 TP를 발생시키는 원인이 된다. 장시간 다리를 꼬고 앉는 자세로 복횡근을 압박하거나 기침을 심하게 하는 것도 포함된다.

### 경향

복횡근의 TP가 상부에 발생한 경우에는 체함이나 복부통 등이 지속되는 경향이 있다. 하부에 발생한 경우에는 빈뇨나 만성 설사, 서혜부 통증, 고환통 등을 일으키는 경향이 있다. 또한 대부분의 경우, 체간의 회선도 제한된다.

### 주의해야 할 점

복사근의 심부에 있어 복부의 내압을 높일 때는 복사근도 함께 수축되기 때문에 복횡근만을 특정하기는 어렵다. 복부의 TP는 등이나 허리에 통증이 확산되므로 이 통증을 장기 질환에 의한 통증으로 오진하지 않도록 주의해야 한다.

**시험에 나오는 어구**

**측복근**
측복근은 좌우에 있는 외복사근, 내복사근, 복횡근의 3층으로 구성된다. 외복사근은 그중 가장 바깥층에 있는 근육이다. 외복사근은 내복사근 전체를 덮고 있으며 복횡근은 그 내층에 존재한다.

**늑연골**
흉부를 구성하고 늑골과 흉골을 결합하는 연골부를 말한다. 상위 7쌍의 늑골을 흉골 측면에 연결시키는 것이 초자(硝子) 연골성 늑연골이고 그중 제7 늑연골의 일부는 하방으로 제8~제10늑연골에 연결된다. 제11~제12늑골의 늑연골은 복벽의 근육에 붙어 있다.

**메모**

**복부 내부의 압박**
복부 내부를 압박함으로써 복압이 걸려 중력에 대해 내장을 지지하는 보조적 역할을 한다.

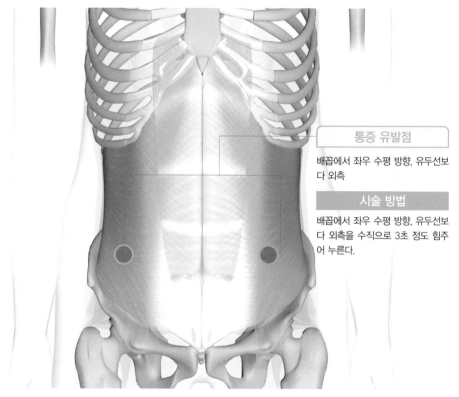

## 통증 유발점

**통증 유발점**

배꼽에서 좌우 수평 방향, 유두선보다 외측

**시술 방법**

배꼽에서 좌우 수평 방향, 유두선보다 외측을 수직으로 3초 정도 힘주어 누른다.

## 근육의 위치와 특징

외복사근과 내복사근의 심부에 있으며 복벽 외측부에 뻗어 있는 측복근 중 하나이다. 제7~제12늑골의 늑연골, 서혜인대, 장골릉, 흉요근막에서 시작하며 복부건막에서 끝난다. 날숨, 재채기, 기침 등에 관여하며 복직근과 복사근과 함께 복부의 내압을 높이는 한편, 보조적인 날숨, 내장의 위치 안정, 배변의 보조에도 작용한다.

**Athletics Column**

## 과도한 스포츠 활동으로 TP가 발생한 경우의 대처법

특정 스포츠를 과도하게 반복한 것이 원인이 되어 TP가 발생했을 경우, 치료가 끝날 때까지 그 스포츠를 삼가거나 습관적인 동작을 고칠 필요가 있다. 예를 들어 수영을 하다가 승모근을 다쳤을 때는 한쪽으로만 숨을 쉬는 크롤을 삼가는 것만으로도 부담이 경감된다. 자전거 경기나 에어로 바이크를 사용한 운동에서 종종 등이나 허리 근육을 다칠 때는 핸들이나 안장의 높이를 조정하고 등 근육을 편 상태로 바꾸는 방법도 검토해야 한다.

# 장요근

POINT

- 대요근과 장골근으로 구성된 근육을 가리킨다.
- 요추와 대퇴골을 연결하고 심부에서 체간의 굴곡이나 신전에 작용한다.
- 고관절을 과도하게 굴곡시키면 TP가 발생하기 쉽다.

## TP가 대퇴신경이나 음부대퇴신경을 꽉 조인다

장요근은 요추와 대퇴골을 잇는 근육들의 총칭으로, 대요근과 장골근으로 구성되어 있다. 내장과 척추 사이에 있으며 '심부 복근'이라고도 한다. 대요근이 제12~제5요추의 추골의 전외측, 장골근이 장골의 내면에서 시작하여 대퇴골의 소전자에서 끝난다. 대요근이 척추관절을 사용한 체간의 굴곡·신전·측굴·대측 회선에 작용한다. 또한 대요근과 장요근은 둘 다 고관절로 대퇴부를 굴곡·외선, 골반을 전경시키는 데 작용한다.

### 원인

장요근의 TP는 과도한 트레이닝이나 근육의 혹사, 고관절을 장시간 굴곡시키는 등 장시간의 근육 단축, 하지 길이의 불균형 등으로 발생한다. 보행, 앉기, 서기와 같은 모든 동작에 관여하는 근육이므로 다양한 움직임과 상황에서 TP 형성으로 이어진다는 것이 특징이다.

### 경향

장요근은 중력에 저항하는 근육이기 때문에 서 있을 때 가장 부담이 걸리며 누웠을 때 완화되는 경향이 있다. 대요근의 TP는 복강을 나와 골반으로 들어가는 곳에서 대퇴신경 또는 음부대퇴신경을 교액하는 경우도 있다.

### 주의해야 할 점

요천부의 기능 장애나 충수염과 같은 다른 질환으로 오진하지 않도록 주의해야 한다. 요방형근, 이상근, 중둔근, 대둔근, 봉공근 등 다른 부위의 TP 관련통 패턴과의 구별해야 한다.

---

키워드

**대퇴신경**
제2, 제3, 제4대퇴신경의 복측에서 분지된 신경을 말한다. 대퇴 전면의 피부, 장요근, 치골근, 봉공근, 대퇴사두근(대퇴직근, 외측광근, 중간광근, 내측광근), 슬관절근을 지배한다.

**음부대퇴신경**
대요근의 전면에서 나와 근육 앞을 하행하는 신경으로, 음부 분지와 대퇴 분지로 나뉜다. 남성의 음부 분지는 정색을 따라 뻗어 있고, 천서혜관을 통해 음낭의 피부와 정소거근에 분포된다. 여성의 음부 분지는 자궁원색을 따라 뻗어 있고 치구와 대음순의 피부에 분포된다. 대퇴 분지는 외장골 동맥을 따라 뻗어 있으며 서혜부의 피부에 분포된다. 남성의 음부 분지는 정소거근과 음낭부의 피부, 여성의 음부 분지는 치구와 대음순의 피부를 지배한다.

메모

**대요근**
대요근의 상부 섬유는 긴 힘줄로 되어 있어 장치 융기를 거쳐 소요근을 형성한다. 소요근은 50%의 사람에게 결여되어 있기 때문에 없어도 기능적인 영향은 없다.

## 통증 유발점

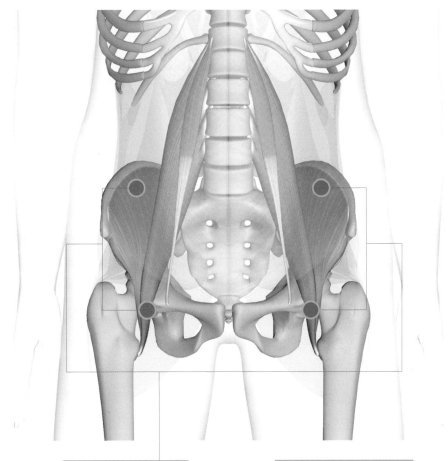

| 통증 유발점 | 시술 방법 |
|---|---|
| 전상장골극 및 서혜인대 주변 | 전상장골극 또는 서혜인대 주변을 수직으로 3초 정도 힘주어 누른다. |

## 근육의 위치와 특징

내장과 척추 사이에 위치하며 대요근과 장골근으로 구성된 근육이다. 대요근이 제12~제5요추의 추골 전외측, 장골근이 장골의 내면에서 시작하여 대퇴골의 소전자에서 끝난다. 표면에서 볼 수 없기 때문에 '심부복근'이라 불리기도 한다. 대요근은 척추관절을 사용한 체간의 굴곡·신전·측굴·대측 회선에 작용한다. 대요근은 다시 장요근과 협력하면서 고관절의 대퇴부의 굴곡·외선, 골반의 전경에 작용한다.

# 대둔근

- 3개의 둔근 중에서 가장 큰 근육이다.
- 대퇴부의 신전·외선·외전 등에 작용한다.
- 원심성 있는 수축을 동반하는 과도한 운동으로 TP가 발생한다.

## TP 관련통은 근육 가까이에 나타난다

대둔근은 둔부(엉덩이)에 존재하는 둔근 중 가장 큰 근육으로 가장 표층에 위치한다. 천부가 장골릉 후부, 심부가 천골 후외측, 미골에서 시작하여 대퇴골의 둔근조면과 장경인대에서 끝난다. 고관절을 사용한 대퇴부의 신전·외선에 작용한다.

또한 상부섬유는 고관절을 사용하여 대퇴부를 외전, 골반을 후경시킬 때 작용한다. 소둔근과 중둔근은 상둔신경에 의해 지배를 받는 데 반해, 대둔근은 하둔신경의 지배를 받는다.

### 원인

대둔근의 TP는 수영과 같이 발을 동동거리는 동작 등 원심성이 있는 수축을 동반하는 근육의 혹사, 고관절을 장시간 굴곡시키는 등과 같이 신장시킨 자세에 의해 유발된다.

뒷주머니에 휴대전화나 지갑을 장시간 넣고 앉거나 계단 오르내리기, 넘어짐 등 직접적인 외상도 이에 포함된다.

### 경향

대둔근의 TP는 장시간 앉아 있는 것을 힘들게 하거나 동통, 오르막길을 걸을 때의 동통, 고관절의 굴곡 제한 등을 유발하는 경향이 있다. 다른 둔근과 달리 관련통이 멀리 나타나는 경우는 많지 않다.

### 주의해야 할 점

천장관절 기능 부전, 전자(轉子)점액낭염, 미골통 등 다른 질환으로 오진하지 않도록 주의해야 한다. 중둔근, 소둔근, 이상근, 대둔근막장근, 요방형근, 골반저근 등의 TP와도 구별해야 한다.

---

### 📖 시험에 나오는 어구

**둔근**
둔부에 존재하는 근육의 총칭이다. 대둔근, 중둔근, 소둔근, 대둔근막장근으로 구성된다.

**하둔신경**
대둔근을 지배하는 신경을 말한다. 천골신경총의 제5요신경, 제2천골신경에서 시작하여 하둔동맥, 하둔정맥과 함께 대좌골공의 이상근하공에서 골반을 빠져나온다. 여기에서 둔부 심층으로 들어가 대퇴신근으로 신경섬유를 넓히면서 대둔근에 도달한다.

### 🔒 키워드

**동통**
통증을 의미하는 의학 용어이다. 실제로는 어떤 조직 손상이 일어났을 때나 조직 손상을 일으킬 가능성이 있을 때의 불쾌한 감각으로 정의한다.

### ✏️ 메모

**대둔근의 TP 관련통**
천골의 바깥쪽이나 좌골 근처에 보이는 경우가 많다.

## 통증 유발점

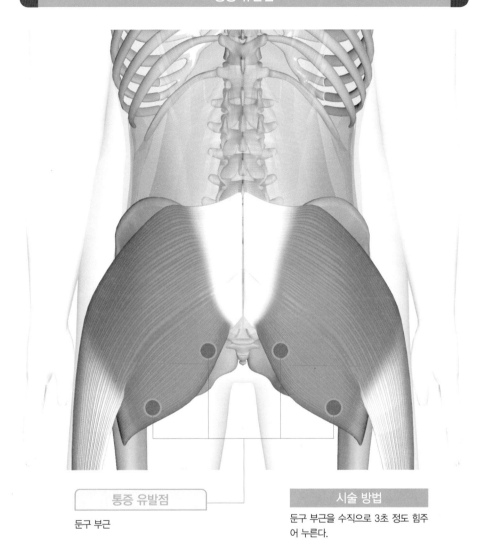

| 통증 유발점 | 시술 방법 |
|---|---|
| 둔구 부근 | 둔구 부근을 수직으로 3초 정도 힘주어 누른다. |

## 근육의 위치와 특징

둔부에 위치하고 있는 근육 중 가장 표층에 있으며 크기도 가장 크다. 천부가 장골릉 후부, 심부가 천골 후외측, 미골에서 시작하여 대퇴골의 둔근조면과 장경인대에서 끝난다. 주로 고관절을 사용한 대퇴부의 신전·외선에 작용하고 상부섬유는 고관절을 사용한 대퇴부의 외전·내전, 더 나아가 고관절로 골반을 후경시키는 데도 작용한다. 또한 대둔근은 하둔신경의 지배를 받는다는 점이 상둔신경의 지배를 받는 소둔근이나 중둔근과 다르다.

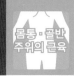

# 중둔근

**POINT**

- 3개의 둔근 중 하나이다.
- 대퇴골이나 고관절, 골반의 움직임에 작용한다.
- 장시간 앉아 있는 자세가 TP의 원인이 된다.

## 고관절의 동통, 고관절 내전근의 제한이 발생

중둔근은 대둔근, 소둔근과 함께 둔근 중 하나로 분류되는 근육이다. 대둔근이 하둔신경의 지배를 받는 데 반해, 중둔근은 소둔근과 마찬가지로 상둔신경의 지배를 받는다.

시작은 장골의 외면이고 끝은 대퇴골의 대전자 외측면이다. 후부섬유의 경우 고관절을 지지점으로 하는 대퇴부의 외전·신전·외선과 고관절을 사용한 동측의 골반 후경·하제에 작용한다. 중부섬유의 경우, 대퇴부의 외전과 동측의 골반의 하제이다. 전부섬유는 고관절을 사용한 대퇴부의 외전·굴곡·내선과 동측에서의 골반의 전경·하제이다.

### 원인

중둔근의 TP는 큰 부하가 걸리는 보행이나 러닝으로 인한 근육의 과용, 뒷주머니에 휴대전화나 지갑 등을 넣은 상태에서 장시간 앉아 있을 때 발생한다. 특히, 같은 자세를 계속 유지하는 것도 TP를 유발시키는 큰 원인이 된다.

### 경향

보행 시나 TP가 발생한 부위를 아래로 하여 잘 때의 통증, 고관절의 동통, 고관절 내전근의 제한 등이 나타난다. 관련 TP는 대둔근, 소둔근, 이상근, 대퇴근막장근 등에서 발생한다.

### 주의해야 할 점

대둔근이나 소둔근에서 발생하는 TP와 구별해야 한다. 요통이나 천장관절 기능 부전, 요추추간관절 증후군, 전자점액낭염 등 다른 질환으로 오진하지 않도록 주의해야 한다.

📖 **시험에 나오는 어구**

**상둔신경**
천골신경총에서 시작하여 중둔근, 소둔근, 대퇴근막장근으로 퍼지는 신경이다. 천골신경총의 제4, 제5둔신경, 제1천골신경에서 출발하여 상둔동맥, 상둔정맥과 함께 대좌골공의 이상근 상공에서 골반을 빠져나온다. 여기서 상하로 나뉘어 위는 소둔근에서 끝나고 아래는 소둔근과 중둔근에 신경섬유를 넓히면서 대퇴근막장근에서 끝난다.

🔒 **키워드**

**대퇴근막장근**
고관절의 굴곡 및 슬관절의 신전을 수행하는 근육을 말한다. 상전장골극에서 시작하여 대전자의 하방에서 경골외측과에 붙어 있는 장경인대에서 끝난다.

**천장관절 기능 부전**
천골과 장골을 잇는 천장관절이 장애를 입어 통증이나 가동범위의 제한이 발생하는 증상을 말한다. 요추추간판 헤르니아나 요부 척주관협착증, 변형성 고관절증 등의 증상과 비슷하기 때문에 이들과의 식별이 어렵다. 치료에는 골반을 안정시키는 코르셋의 장착 등이 있다.

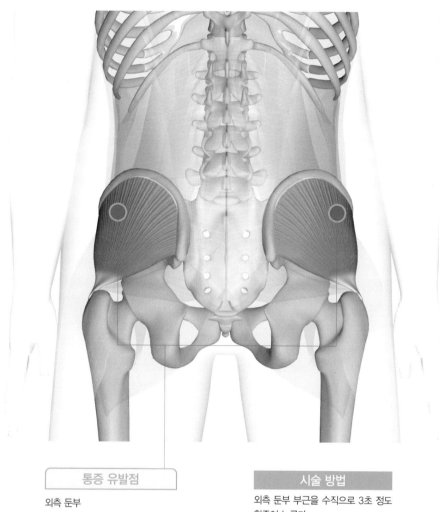

### 통증 유발점

외측 둔부

### 시술 방법

외측 둔부 부근을 수직으로 3초 정도
힘주어 누른다.

## 근육의 위치와 특징

소둔근과 똑같이 상둔신경의 지배를 받는 둔근 중 하나이다. 장골의 외면에서 시작하여 대퇴골의 대전자 외측면
에서 끝난다. 후부섬유는 고관절을 지지점으로 하는 대퇴부의 외전·신전·회선과 고관절을 사용한 동측의 골반
의 후경·하제에 작용한다. 중부섬유는 대퇴부의 회전과 동측의 골반 하제, 전부섬유는 고관절을 사용한 대퇴부의
외전·굴곡·내선과 동측에서의 골반의 전경·하제에 작용한다.

# 소둔근

**POINT**

- 3개의 둔근 중 중둔근의 심부에 위치하고 있는 근육이다.
- 대퇴부, 고관절, 골반의 움직임에 작용한다.
- 둔근 중에서는 내선에서 가장 강력하게 작용하는 것이 특징이다.

## 관련 TP가 대둔근, 중둔근, 이상근 등에서 발생

소둔근은 중둔근의 심부에 있는 둔근 중 하나이다. 장골 외측에서 시작하여 대퇴골의 대전자에서 끝난다. 후부섬유가 고관절을 지지점으로 하는 대퇴부의 외전 · 신전 · 외선과 고관절을 사용한 동측의 골반의 후경 · 하제에 작용한다. 중부섬유는 대퇴부의 외전과 동측의 골반의 하제, 전부섬유는 고관절을 사용한 대퇴부의 외전 · 굴곡 · 내선과 동측에서의 골반의 전경 · 하제이다. 이 점은 중둔근과 똑같이 상둔신경의 지배를 받기 때문에 중둔근과의 구별이 어려워지는 요인이지만, 소둔근에는 내선에서 가장 강력하게 작용한다는 특징도 있다.

### 원인

소둔근의 TP는 중둔근과 마찬가지로 부하가 큰 보행이나 러닝 등으로 인한 근육의 혹사, 장기간에 걸친 똑같은 자세의 유지, 직접적인 외상 등으로 유발된다. 뒷주머니에 휴대전화나 지갑을 넣은 상태로 장시간 앉아 있음으로써 손상되는 경우에도 TP가 발생할 가능성이 있다.

### 경향

보행 시나 TP가 발생한 부위를 아래로 하여 잘 때의 동통, 고관절의 동통, 고관절 내전근의 제한 등이 나타난다. 관련 TP는 대둔근, 중둔근, 이상근, 대퇴근막장근 등에서 발생한다. 소둔근의 TP로 유발되는 통증은 만성화되는 경향도 있다.

### 주의해야 할점

다른 TP 관련통이나 **좌골신경통**, **대퇴골 전자부 점액낭염** 등 다른 질환으로 오진하지 않도록 주의해야 한다.

 **키워드**

**좌골신경통**
좌골신경을 따라 둔부에서 다리에 걸쳐 발생하는 통증의 총칭이다. 원인이 되는 질환으로는 요부추간판 헤르니아나 요부척주관 협착증을 들 수 있다. 또한 종양이나 내과 질환, 부인과 질환, 정신적 요소 등도 좌골신경통의 원인이 되는 경우가 있다. 따라서 안정이나 좌골신경통에 대한 치료 방법도 다양하다. 정형외과 질환으로 대표적인 요부추간판 헤르니아나 요부척주관 협착증인 경우로는 진통제 투여, 이학요법, 수술 등을 들수 있다.

**대퇴골 전자부 점액낭염**
대퇴골 전자부의 점액낭에서 발생하는 염증을 말한다. 점액낭은 액체로 가득찬 평평한 주머니로, 피부, 근육 힘줄, 인대와 뼈가 부딪히는 부분에서 충격을 흡수하는 작용을 한다. 여기에 염증이 생기면 부어서 압통이 나타난다. 주요 원인으로는 부상, 통풍, 류마티스 관절염, 감염증 등을 들 수 있다.

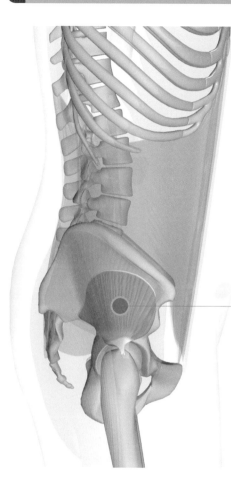

## 근육의 위치와 특징

중둔부의 심부에 위치하고 있는 근육이다. 장골 외측에서 시작하여 대퇴골의 대전자에서 끝난다. 후부섬유는 고관절을 지지점으로 하는 대퇴부의 외전·신전·외선과 고관절을 사용한 동측의 골반의 후경·하제에 작용하고 중부섬유는 대퇴부의 외전과 동측의 골반의 하제, 전부섬유는 고관절을 사용한 대퇴부의 외전·굴곡·내선과 동측에서의 골반의 전경·하제에 작용한다. 중둔근 똑같이 상둔신경의 지배를 받기 때문에 중둔근과의 구별하기는 어렵지만 내선 시에 가장 강력하게 작용한다는 점이 소둔근의 특징이다.

### 통증 유발점

대전자 상방

### 시술 방법

대전자 상방을 수직으로 3초 정도 힘주어 누른다.

---

**COLUMN** ## 다쳤을 때 필수인 RICE 요법

TP 발생 인자로 먼저 들 수 있는 부상의 대처법으로 가장 중요한 것은 직후의 처리이다. 이를 위해 고안된 대처법으로 'RICE 요법'이 있다. RICE는 Rest(안정), Ice(냉각), Compression(압박), Elevation(거상)의 머리글자를 따서 만든 말이다. 압박의 기준은 환부의 부기를 예방하기 위한 처리로 붕대로 감고 잠시 둔 뒤 통증이 심하지 않은 정도이다. 거상은 환부를 심장보다 높은 위치로 올려 부종(종창)을 최소화하기 위한 것이다. 이상은 타박상, 염좌, 골절, 열상 등 모든 부상에 공통으로 적용할 수 있는 대처법이다.

# 이상근

- 고관절의 외전·내전·수평외전에 작용하는 근육이다.
- 고관절염이나 좌우 다리 길이의 차이가 TP의 원인이 된다.
- TP가 발생하면 고관절의 움직임이 제한된다.

## 심부에 있기 때문에 염증을 일으키면 낫기 힘들다

이상근은 천골에 붙어 있어 고관절의 움직임에 관여하는 근육이다. 천골 전면에서 시작하여 대퇴골의 대전자에서 끝난다. 이상근은 **상쌍자근, 하쌍자근, 외폐쇄근, 내폐쇄근, 대퇴방형근**을 합쳐 '심층외선 6근' 또는 '6외선근'이라고도 하는데, 모두 골반대에 붙어 고관절의 외전에 작용한다. 또한 대퇴부를 60° 이상 굴곡시키면 고관절을 대퇴부에서 내전, 90°까지 굴곡시키면 고관절을 대퇴부에서 수평으로 외전시킨다.

### 원인

이상근의 TP는 자동차 액셀러레이터를 계속 밟는 등 장시간에 걸친 근육의 단축과 혹사로 인해 유발된다. 천장관절 염좌나 고관절염, **지간 신경종**(Morton's Neuroma), 좌우 다리 길이의 차이 등이 원인이 되는 경우도 있다.

### 경향

이상근은 심부에 있는 근육이므로 염증이 발생하면 낫기 어려운 경향이 있다. 경증인 경우, 이상근 주위의 통증이나 둔부에서 대퇴 후면에 걸쳐 통증이 발생한다. 중증화되면 관절구축으로 인해 **좌골신경을 압박**하여 둔부통 및 좌골신경통과 같은 증상이 나타난다. 고관절을 사용한 대퇴부의 회선·내선이 제한을 받는 경우도 있다.

### 주의해야 할 점

대둔근, 중둔근, 소둔근, 요방형근, 골반저근의 TP 관련통이나 천장관절 기능 부전, 추간관절 증후군과 같은 다른 질환으로 오진하지 않도록 주의해야 한다.

---

 시험에 나오는 어구

**상쌍자근**
좌골극 및 소좌골절흔에서 시작하여 내하방으로 비스듬히 뻗어 대퇴골 대전자에서 끝나는 근육을 말한다.

**하쌍자근**
좌골결절에서 시작하여 내하방으로 비스듬히 뻗어 대퇴골 대전자에 끝나는 근육을 말한다.

**외폐쇄근**
폐쇄공의 내측골연의 외면과 폐쇄막에서 기사하여 전자와에서 끝나는 근육을 말한다.

**내폐쇄근**
관골의 내면 및 폐쇄막에서 시작하여 전자와에서 끝나는 근육을 말한다.

**지간 신경종**
족저에서 발가락을 향하는 신경이 발가락 이음새 아래에서 만성적으로 압박을 받아 발생하는 신경 장애를 말한다.

 메모

**좌골신경의 압박**
이상근이 좌골신경을 압박하여 통증이 발생하는 증상을 '이상근 증후군'이라고 한다.

## 통증 유발점

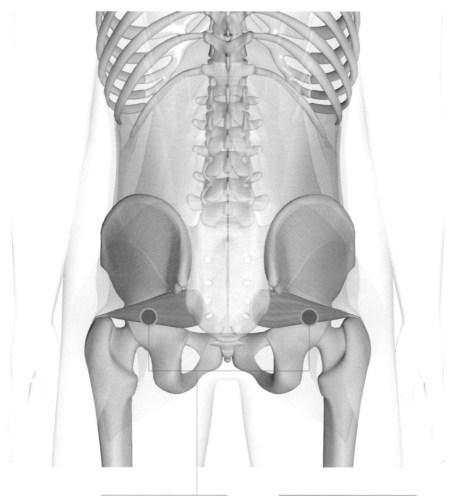

| 통증 유발점 | 시술 방법 |
|---|---|
| 미골 하단과 대전자를 잇는 선의 중앙 | 미골 하단과 대전자를 잇는 선의 중앙을 수직으로 3초 정도 힘주어 누른다. |

## 근육의 위치와 특징

천골에 붙어 있으며 고관절의 움직임에 작용하는 근육이다. 천골 전면에서 시작하여 대퇴골의 대전자에서 끝난다. 골반대에 붙어 있어 고관절의 외선에 작용하는 한편 대퇴부를 60°이상 굴곡시킬 때 고관절을 대퇴부에서 내전, 90°까지 굴곡시킬 때 고관절을 대퇴부에서 수평외전시킨다.

# 감염증과 TP

　바이러스나 세균, 기생충 등에 의한 급성 또는 만성 감염증이 TP 발생의 원인과 지속 인자가 된다는 것이 밝혀졌다. 예를 들어 부비동염, 구강 헤르페스, 감기, 인플루엔자는 모두 흉쇄유돌근의 잠재성 TP를 활성화할 가능성이 있다. 견갑거근도 감기나 인플루엔자에 의한 감염의 초기 증상으로 TP가 활성화되는 경우가 있다고 알려져 있다.

　따라서 이러한 감염증을 초기 단계에서 발견하고 치료하는 것도 TP를 지속시키지 않는 데 도움이 된다. 감기나 인플루엔자도 그렇지만 부비동염도 빈도가 높은 병으로 폭넓은 세대가 걸릴 가능성이 있다. 급성 부비동염은 단기간에 치료되는 사례가 많지만, 3개월 이상 지속되는 만성 부비동염은 꾸준히 치료하지 않으면 수막염이나 시신경염 등 위독한 합병증을 일으키므로 주의해야 한다.

　급성인 경우 항생제나 코의 염증을 억누르는 점비약 등을 사용하고, 만성인 경우 원인이 되는 세균을 특정하여 그에 적합한 항생제를 투여한다. 그래도 효과가 없을 때는 외과적인 치료도 검토해야 한다. 감염증이 발병했을 때는 비전문가의 판단에 그치지 말고 전문가의 치료를 받도록 한다.

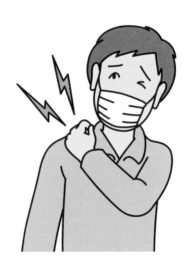

6장

# 대퇴의 근육

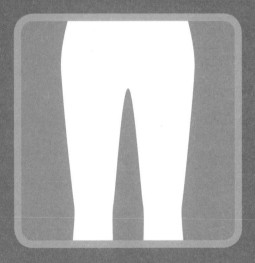

통증과 그 통증의 원인으로 여겨지는 근육의 통증 유발점(파란색 원)

# 대퇴 전면의 통증

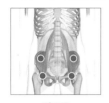
장요근
→P144

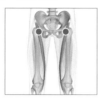
봉공근
→P158

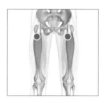
대퇴직근
→P162

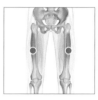
중간광근
→P166

# 대퇴 후면의 통증

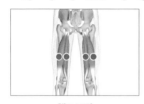
햄스트링
→P172

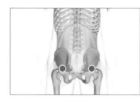
이상근
→P152

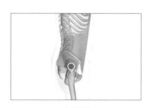
소둔근
→P150

# 대퇴 외면의 통증

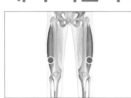
외측광근
→P164

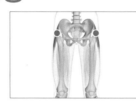
대퇴근막장근
→P160

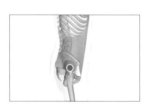
소둔근
→P150

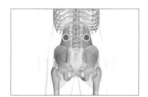
요방형근
→P138

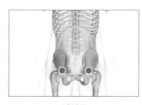
이상근
→P152

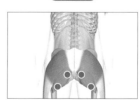
대둔근
→P146

통증 유발점이 여러 개 있는 경우에는 통증에서 가까운 위치부터 촉진한다.

# 대퇴 내면의 통증

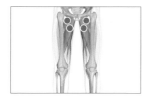

고관절 내전근
→P170

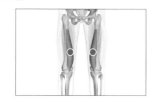

내측광근
→P168

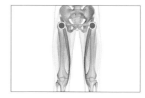

봉공근
→P158

# 무릎 전면의 통증

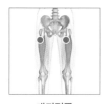

대퇴직근
→P162

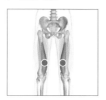

내측관근
→P168

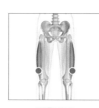

외측광근
→P164

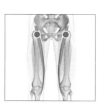

봉공근
→P158

# 무릎 후면의 통증

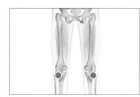

슬와근
→P174

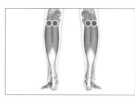

비복근
→P186

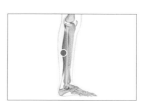

가자미근
→P188

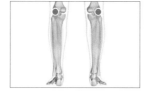

족저근
→P190

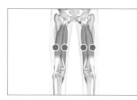

햄스트링
→P172

# 봉공근

**POINT**

- 고관절과 슬관절 양쪽을 움직이는 이관절근이다.
- 근위에서는 근육의 내측연이 대퇴삼각의 외측연을 형성한다.
- TP가 표층부를 찌르는 듯한 통증으로 나타난다.

## 인체에서 가장 긴 근육

봉공근은 대퇴신근군 중 하나이다. 골반의 전상장골극 바로 아래에서 지시하여 대퇴를 비스듬히 지나 천아족(거위발)으로 뻗어 경골의 근위 전내측의 거위발건에 끝난다. 고관절을 지지점으로 하는 대퇴골의 굴곡·외전·외선과 골반의 전경·동측 하제, 슬관절을 지지점으로 하는 하퇴부의 굴곡·내선에 작용한다.

인체에서 가장 긴 근육으로, 고관절과 슬관절의 움직임에 관여하는 것이 특징이다. 반건양근, 박근과 함께 거위발을 구성하고 근위에서는 근육의 내측연이 대퇴삼각의 외측연을 형성한다.

### 원인

봉공근의 TP는 고관절이나 슬관절에 강한 부하가 걸리는 스포츠로 인해 급성·만성적인 근육의 혹사나 고관절을 외선·굴곡시킨 자세를 장시간 유지했을 때 유발된다.

### 경향

봉공근의 TP의 경우 표층부에서 콕콕 찌르는 듯한 동통으로 나타난다. 또한 관련 TP가 대퇴사두근이나 대퇴내전근에서 발생하는 사례도 많이 보인다.

### 주의해야 할 점

봉공근의 TP 관련통 패턴은 감각이상성 대퇴신경통이나 내측슬관절 기능 부전 등 다른 질환으로 오진하는 경우가 있다. 또한 내측광근, 중간광근, 장요근, 대퇴내전근에서 발생하는 관련통 패턴과 구별할 필요도 있다.

---

 **키워드**

**반건양근**
고관절의 신전, 슬관절의 굴곡·내선에 작용하는 근육을 말한다. 대퇴이두근, 반막양근, 반건양근을 '햄스트링'이라고 한다.

**박근**
대퇴골내측의 근육으로 고관절의 내전·굴곡·신전과 슬관절의 굴곡·내선에 작용한다. 대퇴의 가장 안쪽에서 체표 바로 아래에 존재한다.

**거위발(아족)**
봉공근, 박근, 반건양근이 힘줄이 되어 무릎 내측에서 경골 상부에 붙어 있는 부분을 말한다.

**대퇴삼각**
'스카르파삼각'이라고도 한다. 서혜부의 삼각형으로 움푹 패인 곳으로, '서혜인대', '봉공근 내측연', '장내전근 외측연'이라는 3개의 조직으로 구성된다. 이 삼각 안에는 대퇴동맥과 대퇴골두가 있다는 점에서 임상적인 지표로 사용된다.

 **메모**

**고관절을 장시간 외선·굴곡시킨 자세**
고관절을 외선·굴곡시킬 때의 전형적인 자세로는 '양반다리'가 있다.

# 통증 유발점

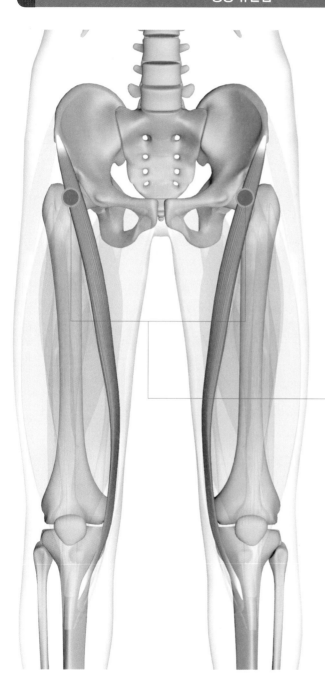

## 통증 유발점

전상장골극 내하방

### 시술 방법

전상장골극 내하방을 수직으로 3초
정도 힘주어 누른다.

## 근육의 위치와 특징

골반의 전상장골극 바로 아래에서
시작하여 대퇴를 비스듬히 지나 천
거위발로 주행. 경골의 근위전내측
의 거위발건에서 끝나는 대퇴신근
중 하나이다. 고관절과 슬관절에
걸쳐 작용한다.

# 대퇴근막장근

POINT
- 대퇴부와 골반의 움직임에 작용하며 보행에 관여한다.
- TP로 고관절이나 무릎에 통증이 발생한다.
- 대퇴의 표층에 있기 때문에 촉진하기 쉽다.

## 대퇴의 표층에 있기 때문에 촉진하기 쉽다

　대퇴근막장근은 전상장골극과 장골릉 전부에서 시작하여 대퇴골 하방 3분의 1지점에 있는 장경인대에서 끝난다. 고관절을 지지점으로 하는 대퇴부의 내선·굴곡·외전과 골반의 전경·동측하제에 작용한다. 외선에 작용하는 대요근이나 장골근의 움직임을 보정하는 근육으로, 특히 보행 시에 중요한 역할을 담당하고 있다. 대퇴근막장근은 대퇴의 표층(전외측)에 있기 때문에 촉진은 비교적 쉽다. 기본적인 촉진 방법은 상전장골극에 붙어 있으며 고관절을 사용한 대퇴부의 굴근이라는 점에서 봉공근과 똑같다.

### 원인

　대퇴근막장근의 TP는 러닝 시에 발의 내회 자세를 보정하려고 하면서 달리는 등의 동작을 통해 근육의 혹사나 장시간에 걸친 근육의 단축이 일어났을 때 발생한다. 다리 길이에 차이가 있거나 사전에 충분한 스트레칭을 하지 않고 러닝을 하는 것도 TP의 원인이 된다.

### 경향

　주로 옆으로 누운 자세(측와위)를 취할 때나 보행 시에 고관절이나 무릎 외측에 통증이 발생한다. 관련 TP가 소둔근 전부, 대퇴직근, 장요근, 봉공근 등에서 발생하는 경향도 있다.

### 주의해야 할 점

　대퇴골 전자부 점액낭염, 천장 관절 증후군, 감각 이상성 대퇴신경통 등 다른 질환으로 오진하지 않도록 주의해야 한다. 중둔근, 소둔근의 중부 섬유, 외측광근, 요방형근의 TP 관련통 패턴과 구별해야 한다.

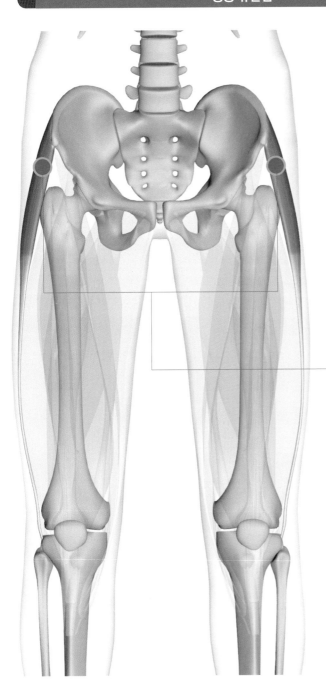

전상장골극 외하방

### 시술 방법

전상장골극 외하방을 수직으로 3초
정도 힘주어 누른다.

## 근육의 위치와 특징

골반에서 시작하여 고관절을 지나
대퇴 외측에서 장경인대로 이행하
는 근육이다. 대퇴의 내선·굴곡·
외전, 골반의 전경·동측 하제 등
에 작용한다. 외선에 작용하는 대
요근이나 장골근의 움직임을 보정
하는 근육으로, 보행 시에 특히 중
요한 역할을 한다.

# 대퇴직근

POINT
● 대퇴사두근을 구성하는 근육 중 하나이다.
● 대퇴부의 굴곡과 하퇴부의 신전에 작용한다.
● 장요근의 TP에서 부수적으로 TP가 발생한다.

## 다른 대퇴사두근에도 관련 TP가 발생하기 쉽다

대퇴직근은 중간광근, 내측광근, 외측광근과 함께 대퇴사두근을 이루고 있는 근육이다. 전하장골극에서 시작하고 슬개골의 상연 중앙 및 슬개인대를 지나 경골조면에서 끝난다.

슬관절을 사용한 하퇴부의 신전과 고관절을 사용한 대퇴부의 굴곡, 골반의 전경한다. 대퇴사두근은 모두 하퇴부의 신전에 작용하지만, 대퇴부의 굴곡에 작용한다는 특징은 대퇴직근밖에 없다.

### 원인

대퇴사두근의 TP는 러닝이나 사이클링을 통해 근육을 혹사하거나 장시간의 단축, 직접적인 외상 및 슬관절의 굴곡 부족에 기인하는 대퇴사두근의 신전 부족 등으로 발생한다. 대퇴직근의 경우, 장요근에 TP가 발생함으로써 부수적인 TP가 발생할 가능성도 있다.

### 경향

TP는 슬관절의 동통과 그에 동반되는 슬관절의 약화, 보행 시의 회전 변형 등을 유발하는 경향이 있다. 또한 다른 대퇴사두근이나 햄스트링, 장요근, 봉공근 등에서 관련 TP가 발생하는 경우도 있다.

### 주의해야 할 점

대퇴직근의 TP의 경우, 무릎 주변의 통증을 동반하기 때문에 변형성 슬관절증으로 오진하는 경우가 있다. 소둔근, 중둔근, 봉공근, 대퇴근막장근, 박근, 치골근, 장요근 등 다른 다양한 근육의 TP와도 구별해야 한다.

---

📖 시험에 나오는 어구

**대퇴사두근**
대퇴골에 관여하는 대퇴근 중 대퇴골의 전면에 존재하는 근육의 총칭이다. 전신의 근육 중 가장 강하고 큰 근육들이다.

**변형성 슬관절증**
무릎의 연골이 닳아 무릎에 강한 통증이 발생하는 증상을 말한다. 대부분은 나이가 들거나 비만으로 인한 체중 부담. 외상 등이 원인으로 여겨지며 여성에게 많은 질병이라는 특징도 있다. 증상이 진행되어 보행이 곤란한 경우는 수술을 하기도 한다.

## 통증 유발점

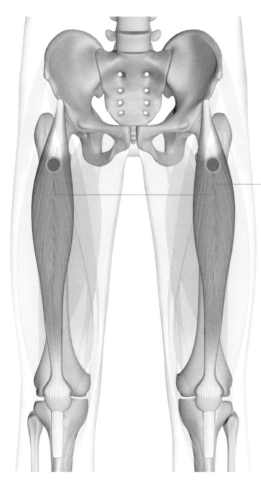

### 통증 유발점

전하장골극에서 손가락 5개 아래

### 시술 방법

전하장골극에서 손가락 5개 아래를
수직으로 3초 정도 힘주어 누른다.

## 근육의 위치와 특징

중간광근, 내측광근, 외측광근과 함께 대퇴사두근
을 구성하는 근육이다. 전하장골극에서 시작하여
슬개골의 상연 중앙 및 슬개인대를 지나 경골조면
에서 끝난다. 슬관절을 사용한 하퇴부의 신전, 고
관절을 사용한 대퇴부의 굴곡, 골반의 전경에 각
각 작용하며 대퇴사두근 중 유일하게 대퇴부의 굴
곡에 작용하는 근육이라는 특징이 있다.

---

**COLUMN** **맞지 않는 의자는 TP를 지속시키는 원인이 된다**

장시간 의자에 앉아 있는 습관이 있는 사람은 앉는 면이나 팔걸이의 높이, 등받이의 각도 등을 세밀
하게 조정할 수 있는 의자를 사용할 것을 권장한다. 앉는 면이나 등받이 조절 기능이 있는 의자는 드
물지 않지만, 팔걸이가 없는 타입이 많다. 그리고 있다고 해도 높이를 조절할 수 없는 타입이 많이 나
와 있다. 특히, 어깨가 들릴 정도로 높은 고정식 팔걸이는 근육의 긴장을 유발하기 때문에 피해야 한
다. 고정식이라도 팔걸이가 낮다고 느끼는 의자의 경우에는 팔걸이 부분에 두꺼운 타월이나 작은 쿠션
을 이용해 높이를 조절하는 것이 좋다.

# 외측광근

POINT

- 대퇴부 전면의 외측에 위치하고 있는 근육이다.
- 슬관절을 사용한 하퇴부의 신전이 주요 작용이다.
- TP가 슬관절의 동통과 약화를 유발한다.

## 끝은 중간광근, 내측광근과 똑같다

외측광근은 대퇴사두근 중 하나인 근육으로, 대퇴부 전면의 외측에 있기 때문에 이러한 이름이 붙었다. 대퇴골의 조선(粗線)에서 시작하여 슬개골의 상연 외측 및 슬개인대를 지나 경골조면에서 끝난다. 외측광근, 중간광근, 내측광근의 끝나는 위치는 모두 똑같다. 또한 외측광근에는 전외측 대퇴부는 표층, 외측대퇴부는 장경인대의 심부에서 각각 만져서 알 수 있다는 특징도 있으며 표층의 큰 근육은 육안으로도 확인하기 쉽다. 슬관절을 사용한 하퇴부의 신전에 주로 작용하지만, 하퇴를 약간 내선 방향으로 회선하는 작용도 한다.

### 원인

외측광근의 TP는 스쿼트 등으로 인한 근육의 혹사나 직접적인 외상 및 슬관절의 완전한 굴곡 부족에 기인하는 근육의 신전 부족으로 유발된다. 변형성 고관절증이 TP 발생의 원인이 되는 경우도 있다.

### 경향

슬관절의 동통과 이에 동반되는 슬관절의 약화, 보행 시의 회전 변형 등을 일으키는 경향이 있다. 또한 다른 대퇴사두근이나 햄스트링, 장요근, 봉공근 등에서 관련 TP가 발생하는 경우도 있다.

### 주의해야 할 점

외측광근의 TP의 경우, 무릎 주위의 통증을 동반하기 때문에 변형성 슬관절증으로 오진하는 경우가 있다. 소둔근, 중둔근, 봉공근, 대퇴근막장근, 박근, 치골근, 장요근 등 다른 다양한 부위의 TP와도 구별해야 한다.

**시험에 나오는 어구**

**슬개골**
대퇴사두근건에 붙어 있는 삼각형 모양의 뼈를 말한다. 가장 큰 종자골이다. 무릎의 전면을 보호하고 무릎의 신근의 효율을 높인다. 외측광근건과 내측광근건은 각각 슬개골의 외측연, 내측연에 붙어 있고 중간광근은 슬개골저에 붙어 있다.

**슬개인대**
대퇴사두근의 말단부에서 슬개골에 붙어 있으며 여기서 다시 뻗어 나와 경골상단부에 붙어 있는 인대를 말한다.

**키워드**

**변형성 고관절증**
고관절을 구성하는 뼈나 관절연골에 문제가 발생하여 관절연골이 감소하고 뼈의 변형을 일으키는 증상을 말한다. 관절의 통증이나 움직임에 제한이 생긴다.

# 통증 유발점

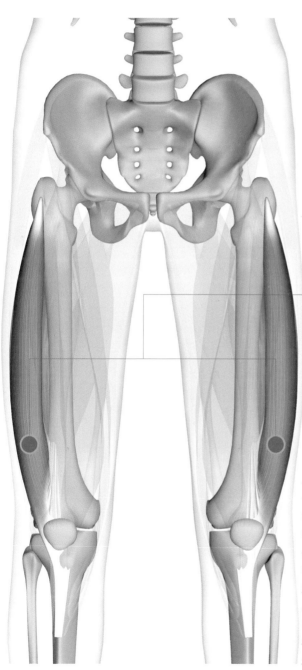

## 통증 유발점

대퇴외측의 슬개골 외상각에서 손
가락 3개 위

## 시술 방법

대퇴외측의 슬개골 외상각에서 손
가락 3개 위를 수직으로 3초 정도
힘주어 누른다.

## 근육의 위치와 특징

대퇴사두근에 속한 근육으로, 대퇴부
전면의 외측에 위치하고 있다. 중간광
근, 내측광근이 끝나는 위치는 모두 똑
같지만, 외측광근에는 전외측 대퇴부는
표층, 외측대퇴부는 장경인대의 심부에
서 각각 만져서 알 수 있다는 특징도 있
다. 슬관절을 사용한 하퇴부의 신전에
주로 작용한다. 하퇴를 조금 내선 방향
으로 회선시키는 작용도 한다.

# 중간광근

POINT

- 대퇴직근과 외측광근의 심부에 위치하고 있는 근육이다.
- 하퇴부의 신전에 작용한다.
- TP는 대퇴 중앙이나 외측에 심한 통증을 동반한다.

## TP 발생 시의 통증은 움직일 때 느낄 수 있다

중간광근은 대퇴사두근 중 하나를 구성하는 근육이다. 대퇴골의 조선에서 시작하여 슬개골의 상연 중앙 및 슬개인대를 거쳐 경골조면에서 끝난다. 슬관절을 사용한 하퇴부의 신전에 작용한다. 대퇴사두근 중에서는 중앙에 위치해 있기 때문에 이런 이름이 붙었다. 대퇴직근과 외측광근의 심부에 위치하며 작용도 대퇴직근 특유의 작용을 제외하면 똑같기 때문에 구별하기 어렵다.

### 원인

중간광근의 TP는 거의 대퇴사두근에 속하는 근육들과 마찬가지로 잘못된 부하의 양이나 빈도로 트레이닝을 하는 등 급성·만성적인 근육의 혹사, 직접적인 외상 및 슬관절의 굴곡 부족으로 인한 대퇴사두근의 신전 부족 등에 의해 유발된다.

### 경향

대퇴 중앙이나 외측의 격심한 통증, 슬관절의 동통, 이에 동반되는 슬관절의 약화, 보행 시의 회전 변형 등을 일으키는 경향이 있다. 보통 이러한 통증은 움직이고 있을 때 느끼며 안정 시에는 느끼지 못한다. 다른 대퇴사두근이나 햄스트링, 장요근, 봉공근의 TP로 인해 중간광근의 TP가 형성되는 사례도 많다.

### 주의해야 할 점

중간광근의 TP의 경우, 무릎 주위의 통증을 동반하므로 변형성 슬관절증으로 오진하는 경우가 있다. 소둔근, 중둔근, 봉공근, 대퇴근막장근, 박근, 치골근, 장요근 등 다른 다양한 부위의 TP와도 구별해야 한다.

시험에 나오는 어구

**변형성 슬관절증**
슬관절 기능이 저하되어 슬연골이나 반월판이 변형되거나 파열됨으로써 통증을 동반하는 염증성 질환을 말한다. 나이가 들거나 비만이 원인으로 슬연골이나 반월판이 서서히 변형되어 가는 타입은 일차성, 관절 류마티스나 부상으로 인한 것은 이차성으로 구분한다.

키워드

**대퇴직근 특유의 작용**
대퇴사두근 중에서 대퇴직근만 이관절근이며 대퇴부의 굴곡에 관여한다(162쪽 참조).

**광근의 작용**
대퇴사두근 중에서도 중간광근, 내측광근, 외측광근을 광근으로 분류하는 경우도 있다. 광근은 특히 허리를 내리는 움직임에 작용한다.

# 통증 유발점

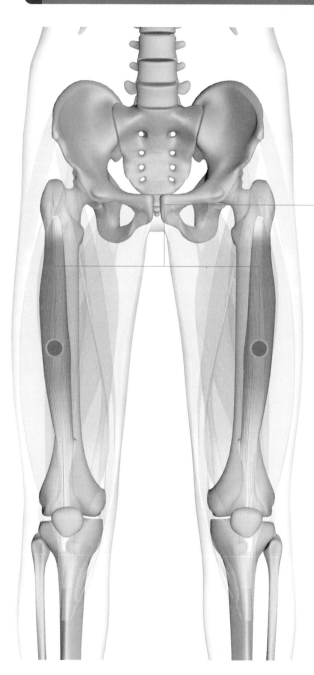

## 통증 유발점

대퇴 중앙

### 시술 방법

대퇴 중앙 부근을 수직으로 3초 정
도 힘주어 누른다.

## 근육의 위치와 특징

대퇴사두근 중에서 중앙에 위치하여 대
퇴직근과 외측광근의 심부에 있는 근육
이다. 대퇴골의 조선에서 시작하여 거
기서 슬개골의 상연 중앙 및 슬개인대
를 거쳐 경골조면에서 끝난다. 슬관절
을 사용한 하퇴부의 신전에 작용한다.

# 내측광근

- 대퇴사두근을 구성하는 근육 중 하나이다.
- 하퇴부의 신전에 작용한다.
- TP는 무릎의 전면에 통증이 퍼지는 경향이 있다.

## 근위 대퇴의 심부, 원위는 표층에 위치하고 있는 근육

내측광근은 대퇴사두근 중 하나를 구성하는 근육이다. 대퇴골의 조선에서 시작하여 슬개골의 상연외측 및 슬개인대를 거쳐 경골조면에서 끝난다. 슬관절을 사용한 하퇴부의 신전에 작용한다.

대퇴부 전면의 내측에 있고, 근위의 경우, 심부에 있기 때문에 근접하는 다른 근육과의 구별이나 내측광근 자체의 촉진이 쉽지는 않지만, 원위는 표층에 있기 때문에 촉진이 비교적 쉽다.

### 원인

내측광근의 TP는 다른 대퇴사두근에 속하는 근육과 마찬가지로 급성·만성적인 근육의 혹사, 직접적인 외상 및 슬관절의 굴곡 부족에 기인하는 대퇴사두근의 신전 부족 등으로 인해 유발된다.

### 경향

대퇴사두근의 TP는 가동범위 제한이 적다는 특징이 있지만, 내측광근은 통증보다 슬관절의 가동범위를 제한하는 경향이 있다. 통증이 발생하는 경우, 무릎에 가까운 TP는 무릎 전면, 대퇴 중앙의 TP는 무릎 내측과 대퇴 전면에 통증을 확산시키는 경향도 있다. 다른 대퇴사두근이나 햄스트링, 장요근, 봉공근 등에서 관련 TP가 발생하는 경우도 있다.

### 주의해야 할 점

내측광근의 TP의 경우, 무릎 주위의 통증을 동반하기 때문에 변형성 슬관절증으로 오진하는 경우가 있다. 소둔근, 중둔근, 봉공근, 대퇴근막장근, 박근, 치골근, 장요근 등 다른 다양한 부위의 TP와도 구별해야 한다.

 키워드

**치골근**
장치융기에서 치골결절 사이의 치골즐을 따라 기시하여 가늘고 긴 장방형을 형성하면서 하방으로 비스듬히 뻗은 후 근위(상부)의 섬유는 소전자 바로 뒤로 뻗어 대퇴골 상부의 치골근선과 조선의 근위부에서 끝난다. 대퇴신경과 폐쇄신경의 이중신경의 지배를 받으며 고관절의 굴곡이나 내전에 작용한다.

 메모

**내측광근의 TP**
내측광근의 TP로 인한 근력 저하는 관절 무너짐의 원인이 되고 넘어지거나 부상으로 이어질 우려가 있다. 관절 무너짐은 걸을 때나 서 있을 때 갑자기 무릎이 푹하고 빠지는 듯이 꺼져 무너지는 현상이다. 내측광근과 대퇴직근에서 동시에 TP가 발생하는 경우 고관절 무너짐이 일어나는 경우도 있다.

# 통증 유발점

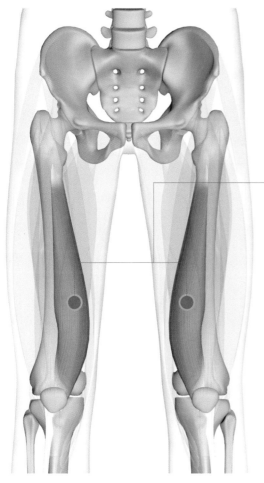

### 통증 유발점

대퇴 내측의 슬개골 내상각에서 손가락 3개 아래

### 시술 방법

대퇴 내측의 슬개골 내상각에서 손가락 3개 아래를 수직으로 3초 정도 힘주어 누른다.

## 근육의 위치와 특징

대퇴사두근 중에서 대퇴부 전면의 내측에 위치하는 근육이다. 슬관절을 사용한 하퇴부의 신전에 작용한다. 대퇴골 조선에서 시작하여 슬개골의 상연 외측 및 슬개인대를 거쳐 경골조면에서 끝난다. 근위는 심부에 있기 때문에 촉진하기 어렵지만, 원위는 표층에 있어서 촉진하기 쉽다.

### Athletics Column

### 옷의 종류에 따라 TP가 경감된다?

스포츠웨어이든 일상복이든 일반적으로 몸을 조이는 옷은 TP로 이어지는 근육 장애의 원인이 되기 쉽다. 몸에 울혈과 같은 자국이 남을 정도로 조이는 옷은 혈액순환을 저해한다. 특히, 여성들은 브래지어와 같은 속옷을 착용할 때 주의해야 한다. 체형을 커버한다고 해서 무리한 사이즈를 입지 말고 전문가에게 상담을 받아 적절한 사이즈와 모양을 선택하도록 한다. 옷은 바로 개선할 수 있는 것이므로 꼭 실천해 보자.

# 고관절 내전근

**POINT**

- 장내전근, 단내전근, 대내전근, 박근으로 구성된 근육이다.
- 주로 고관절의 내전에 작용한다.
- 하지에 부하가 걸리는 동작으로 TP가 발생한다.

## 다리를 벌린 상태에서 부하가 걸리기 쉬운 근육

고관절 내전근은 장내전근, 단내전근, 대내전근, 박근으로 구성된 대퇴의 근육들을 말한다. 장내전근은 치골상지에서 시작하여 대퇴골의 조선내측순 중 3분의 1 지점에서 끝난다. 단내전근은 치골결합 근처의 치골하지에서 시작하여 대퇴골의 조선내측순의 상부 3분의 1 지점에서 끝난다. 대내전근은 치골하지 전면 및 좌골하지 전면의 좌골 결절 사이에 시작하여 강대한 근막은 대퇴골 내측면을 하방으로 향해 두 갈래로 갈라져 일부는 근육 상태로 조선의 내측순, 다른 것은 힘줄이 되어 대퇴골의 내측상과의 내전근 결절에서 끝난다. 고관절과 슬관절에 걸쳐 있는 이관절근인 박근은 치골하지에서 시작하여 경골조면 내측부에서 끝난다.

### 원인

아이스 스케이팅이나 스키, 승마, 장시간 다리를 꼬고 앉아 있는 동작으로 인한 급성·만성적인 근육의 혹사가 TP를 일으킨다.

### 경향

고관절 내전근의 TP는 여러 관련통 패턴을 발생시키는 경향이 있다. 대퇴의 심부내측의 압통, 고관절 외전 시 관절이나 상지의 뻣뻣함, 서혜부의 긴장이 발생하는 경우도 있다.

### 주의해야 할 점

고관절 내전근의 TP를 내전근 건염이나 골막염, 전립선염 등으로 오진하지 않도록 주의해야 한다. 근육들 중에서 어떤 부위가 TP를 발생시키는지를 특정하는 것도 중요하다.

 시험에 나오는 어구

**장내전근**
고관절 내전근을 구성하는 근육은 모두 고관절을 내전시키는 작용을 갖고 있지만 장내전근은 그 외에도 굴곡·외선 작용을 갖고 있다.

**단내전근**
단내전근도 장내전근과 마찬가지로 고관절의 내선과 굴곡·외선에 작용한다.

**박근**
박근은 대퇴골 내측의 근육으로 고관절의 내전·굴곡·신전 및 슬관절의 굴곡·내선에 작용한다.

 메모

**고관절 내전근의 관련통 패턴**
고관절 내전근의 관련통으로는 주로 다음과 같은 패턴이 있다.
- 고관절 전면 5~8cm 범위와 무릎 위 5~8cm 범위
- 대퇴 전면 내측의 서혜인대에서 슬관절 내측에 걸친 범위
- 대퇴 내측의 고관절에서 무릎에 걸친 범위

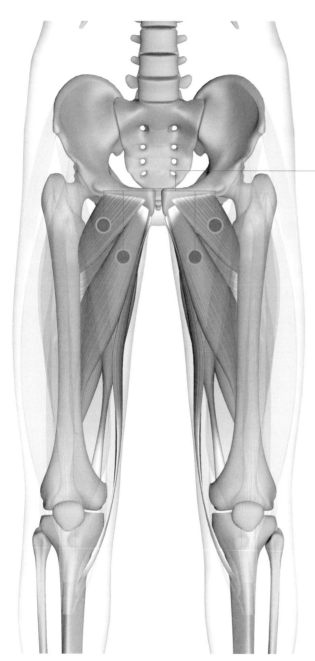

## 통증 유발점

서혜부 하방, 대퇴 내측 근위부

### 시술 방법

서혜부 하방, 대퇴 내측 근위부를 수
직으로 약 3초 정도 힘주어 누른다.

## 근육의 위치와 특징

치골주위에서 시작하여 고관절을 통과
한 후 대퇴골 하부에서 끝나는 내전근
(박근은 치골 주위에서 시작하여 고관
절과 슬관절을 통과한 후 하퇴의 경골
에 끝남)이다. 고관절의 내전 외 각각
굴곡이나 외선, 신전 등에 작용한다.

# 햄스트링

**POINT**
- 하지 후면을 형성하는 근육의 총칭이다.
- 하퇴부의 굴곡·내선·외선에 작용한다.
- 하지의 운동에 크게 공헌하는 만큼 손상되기도 쉽다.

## 한 번 손상되면 중증으로 번지는 경향이 있다

햄스트링은 하지 후면을 형성하는 근육의 총칭이다. 외측은 대퇴이 두근의 장두와 단두, 내측은 반막양근과 반건양근으로 구성된다. 하지의 운동에 크게 영향을 미치는 부분인 만큼 손상을 입기 쉬우며 한 번 손상되면 오래가기 쉬운 부위이다. 대퇴이두근 장두가 좌골조면, 단두가 대퇴골 조선에서 시작한다. 반건양근과 반막양근은 좌골조면에 시작한다. 대퇴이두근은 비골근과 경골외측과, 반건양건은 경골의 원위 내측에서 거위발, 반막양근은 경골 내측과 후면에서 끝난다. 전체가 슬관절을 사용한 하퇴부의 굴곡에 작용한다. 반막양근과 반건양근은 슬관절 굴곡 시의 하퇴 내선, 대퇴이두근은 하퇴의 외선에 작용한다.

### 원인

햄스트링의 TP는 근육의 혹사와 단축, 장시간의 압박으로 인한 대퇴부 후부 원위의 혈류 부전, **직접적인 외상** 등으로 인해 유발된다.

### 경향

대퇴이두근의 TP는 동통을 동반하고 반막양근 및 반건양근의 TP는 표층부에 예리한 통증을 동반한다. 중증으로 옮겨가면 수면 장애의 원인이 되기도 한다. 관련 TP는 대내전근, 회측광근, 비복근, 장요근, 대퇴사두근 등에서 발생한다.

### 주의해야 할 점

좌골신경통이나 변형성 슬관절증의 통증으로 오진하는 경우가 있다. 이상근, 중둔근, 소둔근, 외측광근, **내폐쇄근** 등의 TP와도 구별해야 한다.

---

🔒 **키워드**

**내폐쇄근**
폐쇄공(골반의 관골 하방에 있는 좌골과 치골로 둘러싸인 구멍) 주위의 관골 내면 및 폐쇄막에서 시작하여 소좌골공을 채우듯이 통과하면서 전자와에서 끝나는 근육이다. 고관절의 외선에 작용한다.

✏️ **메모**

**햄스트링 외상**
햄스트링 외상의 대표적인 예는 근육 파열과 근좌상이다. 근육 파열은 근육이 급격히 수축됨으로써 생기는 근섬유의 손상이다. 근좌상은 신체의 일부가 뭔가에 세게 부딪혔을 때 일어나는 부상으로, 대부분의 경우 근육이 붓거나 내출혈을 동반한다. 발생 직후부터 통증이 있기 때문에 보행이 곤란해지며 손상을 입은 부위에는 압통이 있다. 무릎을 굴곡시켜 저항을 가하면 통증이 더 커진다는 특징도 있다.

## 통증 유발점

인슐린 저항성이란 인슐린이 잘 듣지 않게 된 상태를 말한다.

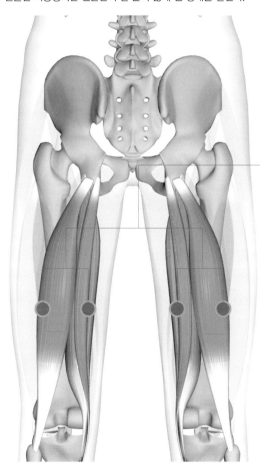

### 통증 유발점

대퇴 후면 중앙의 내측·외측

### 시술 방법

대퇴 후면 중앙의 내측·외측을 수직으로 3초 정도 힘주어 누른다.

## 근육의 위치와 특징

하지 후면을 형성하는 근육을 통틀어 가리킨다 (외측의 대퇴이두근 장두·단두와 내측의 반막양근·반건양근). 전체가 슬관절을 사용한 하퇴부의 굴곡에 작용한다. 반막양근과 반건양근은 슬관절 굴곡 시에 하퇴의 내선, 대퇴이두근은 하퇴의 외선에도 작용한다. 하지의 운동에 크게 영향을 미치는 반면, 손상되기 쉽고 한 번 손상되면 오래갈 수 있다.

---

**COLUMN** **햄스트링의 케어에는 대둔근의 강화가 효과적이다**

햄스트링은 요부나 고관절, 둔부 등 다른 다양한 근육의 손상으로 인해 TP가 발생하기 쉬운 부위이기도 하다. 특히, 대둔근은 햄스트링에 발생하는 TP와 깊은 관련이 있는 근육이므로 여기를 강화하는 것이 하반신 운동에 중요한 역할을 담당하는 햄스트링의 케어에서 필수적이라고 할 수 있다. 대둔근을 단련하려면 무산소 운동보다 유산소 운동이 더 효과적이다. 스쿼트의 경우 대둔근, 햄스트링, 대퇴사두근을 동시에 단련시킬 수 있다.

# 슬와근

POINT
- 슬관절의 움직임에 관여하는 작은 근육이다.
- 보행 시 큰 굴곡근의 보조적인 역할을 한다.
- 무릎을 굴곡시킨 상태에서 강한 부하를 가하면 TP가 발생하기 쉽다.

## 러닝이나 계단 오르내리기로 TP가 유발된다

슬와근은 슬관절의 움직임에 관여하는 하지의 근육이다. 대퇴골의 외측과 외측면에서 시작하여 경골 후면 근위의 내측에서 끝난다. 근섬유는 대각선으로 되어 있으며 슬관절 배면에 있어서 가장 깊은 층, 대부분은 비복근의 심부에 위치하고 있다. 슬관절을 사용한 하퇴부의 내선과 굴곡에 작용한다. 지극히 작은 근육이며 보행 시 큰 굴곡근의 보조적인 역할을 담당한다. 촉진 시 슬관절을 조금 굴곡시킨 상태에서 내선시킨 후 힘을 넣으면 심층에 작은 근육이 팽창된 것을 확인할 수 있다.

### 원인

슬와근의 TP는 조금 굴곡시킨 상태의 슬관절에 강한 부하를 걸어 근육을 혹사시키거나 **후방십자인대 손상** 등으로 인해 발생한다. 자전거 경기나 스키 활강, 내리막 달리기, 허리를 구부린 자세를 오랜 시간 유지하기, 계단 오르내리기 등이 전형적인 원인이라 할 수 있다.

### 경향

슬와근의 TP에 특징적인 증상은 하퇴의 외선·신전 저하(슬관절의 가동범위 제한)이다. 내리막이나 계단을 내려갈 때 후부 족관절통이나 상기의 증상이 나타나면 TP가 발생했다고 의심해 볼 수 있다.

### 주의해야 할 점

베이커 낭종, 슬와근염, 슬와건활막염, 반월판 손상, 족저근 파상 등 다른 질환으로 오진하지 않도록 주의해야 한다. 비복근, 가자미근, 족저근, 햄스트링, 소둔근 등의 TP 관련통과도 구별해야 한다.

**시험에 나오는 어구**

**후십자인대 손상**
후십자인대는 대퇴골과 경골을 연결하는 강인한 인대로 슬관절의 신전, 굴곡, 회선을 제한하고 경골이 후방으로 밀리는 것을 막는 작용을 한다. 후십자인대가 손상되는 이유는 대부분이 격심한 신체적 접촉을 동반한 운동 등을 통해 경골이 과도하게 내선되었기 때문이다. 관절 내의 출혈이나 동통, 가동범위 제한, 하중 보행의 곤란 등과 같은 증상이 나타난다.

**키워드**

**베이커 낭종**
슬관절의 점액낭에서 염증이 일어나 그 부분에 물이 차면서 생기는 물혹을 말한다. 주요 증상은 무릎 뒤가 붓거나 슬관절을 굴곡시킬 때 압박감, 가동범위 제한 등이다.

**메모**

**슬와근의 작용**
목이 말라서 물을 마시고 싶어지는 현상을 말한다. 요붕증이나 당뇨병에서는 비정상적인 구갈이 특징적인 증상이다.

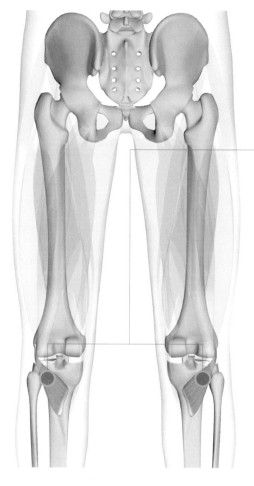

## 통증 유발점

슬와 외측

### 시술 방법

슬와 외측을 수직으로 3초 정도 힘
주어 누른다.

## 근육의 위치와 특징

슬관절을 사용한 하퇴부의 내선과 굴곡에 작용
하는 근육이다. 대퇴골의 외측과 외측면에서 시
작하여 슬골 후면 근위의 내측에서 끝난다. 근
섬유가 대각선으로 되어 있는 특징이 있고 슬
관절 배면에서 가장 깊은 층. 대부분은 비복근
의 심부에 위치하고 있다. 근육 자체는 매우 작
으며 그 작용도 주로 큰 굴곡근을 보조하는 것
이다. 슬관절을 조금 굴곡시킨 상태에서 내선하
여 힘을 주면 심층에 있는 근육이 팽창되는 것
을 확인할 수 있다.

**Athletics Column**

### 풋웨어로 TP를 해소한다

신발을 잘 고르는 것만으로도 TP를 경감시키는 데 도움이 될 수 있다. 어깨나 무릎, 허리, 골반 주변
의 근육을 다쳤는데 해당 부위를 케어해도 호전되지 않는다면 신발에 주목해 보자. 예를 들어 발이 회외
되어 있는 사람의 신발 밑창은 바깥쪽이 닳아 있고, 반대로 회내되어 있는 사람은 안쪽이 닳아 있다. 그
런 트러블을 교정하기 위한 특수 깔창을 판매하고 있으므로 상담을 받아 보는 것도 좋다.

# 알레르기와 TP

알레르기는 음식이나 화학물질 등에 대해 신체의 면역체계가 과잉으로 반응하는 현상이다. 주요 증상으로는 두드러기, 기침, 눈 가려움, 콧물 등을 들 수 있다. 위독한 증상은 호흡 곤란, 의식 불명, 뇌염 등을 일으키는 아나팔락시스가 있다.

알레르기를 유발하는 물질을 '알레르겐(항원)'이라고 하는데 이 알레르겐도 TP를 지속시키는 인자 중 하나이다. 전신의 조직에 널리 분포되어 염증이나 면역 반응 등과 같은 생체 방어 기구에 중요한 역할을 하는 비만 세포(mast cell)가 알레르겐에 반응하면 알레르기 반응이나 염증에 개재하는 '히스타민'이라는 물질을 과잉으로 방출하여 TP 치유를 어렵게 만든다.

알레르기로 의심되는 경우에는 혈액 검사나 피부에 소량의 알레르겐을 넣은 스킨 프릭 테스트(prick test)를 사용하여 알레르겐을 알아 내는 것이 급선무이다. 치료에는 항히스타민제나 부신피질 스테로이드 등과 같은 약제가 상황에 맞게 사용된다.

전문 의료 기관에서 취급하는 조치이지만, 예를 들어 꽃가루 알레르기 질환인 사람은 자신의 얼굴 크기에 맞는 꽃가루 알레르기 전용 마스크를 작용하는 등 평소에 원인이 되는 알레르겐을 멀리하려는 노력도 필요하다.

**프릭 테스트**

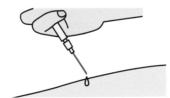

① 알레르겐을 한 방울 떨어뜨린다.

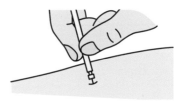

② 알레르겐을 프릭 바늘로 찌른다.

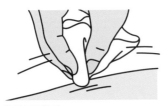

③ 티슈로 닦는다.

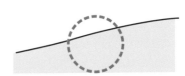

④ 15분 후에 판정한다.

# 7장

## 하퇴의 근육

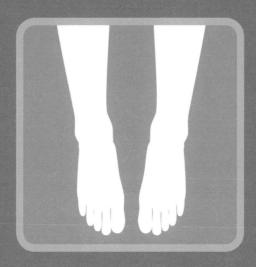

# 하퇴 전면의 통증

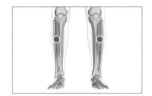

전경골근
→P180

# 발꿈치의 통증

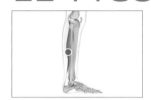

가자미근
→P188

# 하퇴 후면의 통증

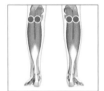

비복근
→P186

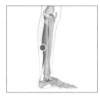

가자미근
→P800

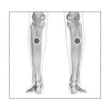

후경골근
→P192

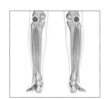

족저근
→P190

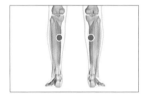

장지굴근
→P196

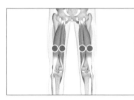

햄스트링
→P172

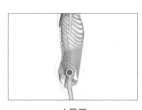

소둔근
→P150

# 하퇴 외면의 통증

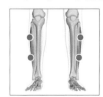

비골근
→P198

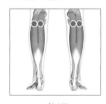

비복근
→P186

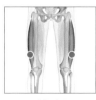

외측광근
→P164

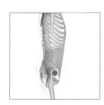

소둔근
→P150

통증 유발점이 여러 개 있는 경우에는 통증에서 가까운 위치부터 촉진한다.

# 족관절의 통증

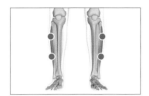

비골근
→P198

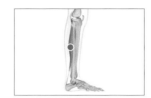

가자미근
→P188

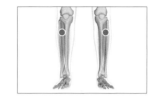

전경골근
→P180

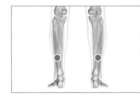

장모지굴근
→P194

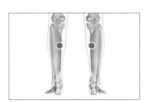

장지굴근
→P196

# 족배(발등)의 통증

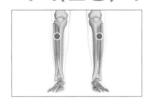

전경굴근
→P180

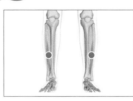

장모지신근
→P182

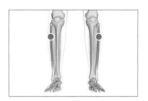

장지신근
→P184

# 족저(발바닥)의 통증

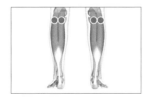

비복근
→P186

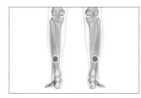

장모지굴근
→P194

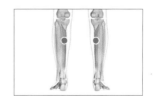

장지굴근
→P196

하퇴의 큰육

# 전경골근

**POINT**
- 족관절과 발의 움직임에 관여하는 하지의 근육이다.
- 관련통은 족관절의 전면과 모지 전체로 퍼진다.
- 발의 배굴력 저하를 일으키면 보행이 어려워진다.

## 족관절의 배굴과 발의 내반에 작용

전경골근은 족관절와 발의 움직임에 관여하는 하지 근육이다. 시작은 경골외측과 및 경골 전연의 근위 3분의 2 지점이고, 끝은 내측계상골 및 제1중족골저이다. 경골의 외측을 따라 경골 상부에서 전면을 커버하듯이 위치한다. 족관절의 배굴, 발의 내반에 작용한다.

### 원인

전경골근의 TP는 근육의 급성·만성적인 혹사, 장시간의 단축, 외상, 길항근의 긴장 등에 의해 일어난다.

### 경향

전경골근의 TP 관절통은 족관절의 전면에서 모지 전체로 퍼진다. 또한 족하수(foot drop)나 풋슬랩(foot slpa) 등 발의 배굴력 저하를 일으키는 경향도 있다. 관련 TP는 장비골근, 장모지신근, 장지신근에서 발생한다. 발의 배굴력이 저하됨으로써 보행에 영향을 미치는 경우도 있다.

### 주의해야 할점

과로성 경부통이나 구획증후군, 추간판 헤르니아, 제1중족지절관절 기능 부전과 같은 다른 질환으로 오진하지 않도록 주의해야 한다. 장비골근, 장모지신근, 장지신근, 단모지신근, 단지신근, 제3비골근, 제1배측골간근의 각 TP 관련통 패턴과도 구별해야 한다.

 **키워드**

**과로성 경부통**
신스프린트라고도 한다. 경골 아래 3분의 1 지점에 둔통을 일으키는 증상을 말한다. 하퇴내측근의 피로로 인한 유연성 저하 등이 원인이 된다.

**구획증후군**
타박상이나 골절, 탈구로 인한 출혈 등으로 하퇴의 조직 내압이 상승하여 근육 내 세동맥의 혈행 장애가 발생하고 근건 신경 조직이 괴사하는 장애를 말한다. 전신 어디에서든 일어나기 쉽지만, 근막으로 잘게 나뉘어져 있는 하퇴는 내압이 상승하기 쉽다는 특징이 있어서 특히 발병하기 쉽다. 하퇴에는 4개의 근구획(컴파트먼트)이 있는데, 그 위치에 따라 각각 '전방 구획', '외측 구획', '후방 구획', '심후방 구획'이라고 한다.

 **메모**

**길항근**
전경골근의 길항근은 족관절 족저굴근(가자미근과 비복근)이다. 이 근육은 경사가 심한 오르막이나 등산 등에서 긴장된다는 특징이 있다.

## 통증 유발점

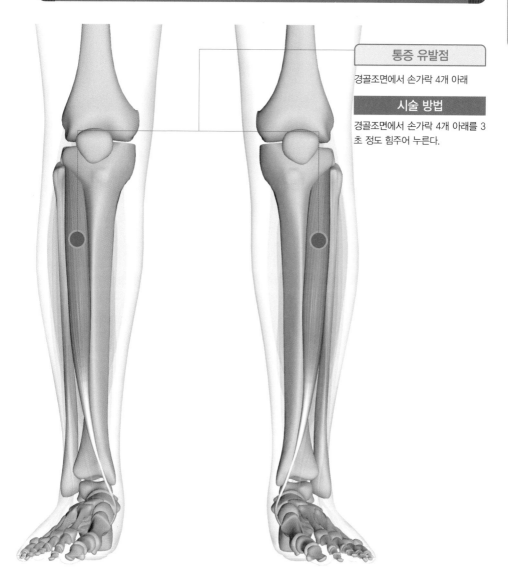

## 근육의 위치와 특징

족관절과 발의 움직임에 관여하는 하지의 근육이다. 경골외측과 및 경골전연의 근위 3분의 2 지점에서 시작하고
내측계상골 및 제1중족골저에서 끝난다. 경골의 상부부터 전면을 커버하듯이 경골 외측을 따라 뻗어 있다. 족관절
의 배굴, 발의 내반에 작용한다. 걸을 때나 달릴 때 발가락을 올림으로써 균형을 잡는 기능을 한다.

# 장모지신근

 POINT
- 모지와 족관절의 배굴, 발의 내반 보조에 작용한다.
- 장모지굴근과 단모지굴근의 길항근이다.
- TP는 족관절의 배굴력 저하를 일으킨다.

## 모지의 모든 관절을 배굴

장모지신근은 하지 관절의 움직임에 관여하는 근육이다. 시작은 비골 전부의 중심부 3분의 1 지점이다. 여기에서 고유한 건초로 둘러싸인 후 전경골근과 장지신근의 건초 사이에 끼여 **상신근지대**와 **하신근지대** 아래를 통과하고 제1중족골을 거쳐 모지의 지배건초에 도달한다. 마지막은 말절골의 배측면에서 끝난다. 중족지관절 및 지절간관절을 사용한 모지의 신전, 족관절을 사용한 발의 측굴·내반에 작용한다.

### 원인

장모지신근의 TP는 근육의 혹사, 만성적 근육의 단축과 길항근의 긴장, 빨리 걷기 등으로 인해 발생한다. 구획증후군이나 제4요추의 신경 압박에 의해 발생하는 경우도 있다.

### 경향

장모지신근의 TP는 모지 배측 전체의 통증, 야간의 경련, 족하수나 풋슬랩 등 족관절의 배굴력 저하를 일으키고 보행에 영향을 미치는 경우도 있다. 관련 TP가 전경골근, 단모지신근, 장지신근, 제3비골근에서 발생하는 예도 많다.

### 주의해야 할점

중족지절관절의 기능 부전, 제4~제5요추의 신경 압박 등 다른 원인으로 인한 질환으로 오진하지 않도록 주의해야 한다. 전경골근, 단모지신근의 TP 관련통 패턴과도 주의하여 구별해야 한다.

족관절로 발을 배굴시키면 하퇴전부의 모든 근육이 수축되므로 촉진 시에는 이 점에도 주의한다.

 시험에 나오는 어구

**상신근지대**
신근지대는 관절에서 신근들을 고정하는 인대이다. 상신근지대는 하퇴에 있는 2개의 신근지대 중 하나로 경골연에서 비골의 전연으로 뻗어 있다.

**하신근지대**
족배근막의 근위부가 두터워진 것이다. 종골 외측면의 전상부에서 시작하여 내과와 내측계상골을 향한 Y자 모양을 한다.

 메모

**길항근**
장모지신근의 길항근은 족관절 저굴근을 말한다.

**빨리 걷기**
족관절을 강제적으로 저굴시켜 빨리 걸으면 장모지신근의 과도한 신장을 일으킬 가능성이 있다.

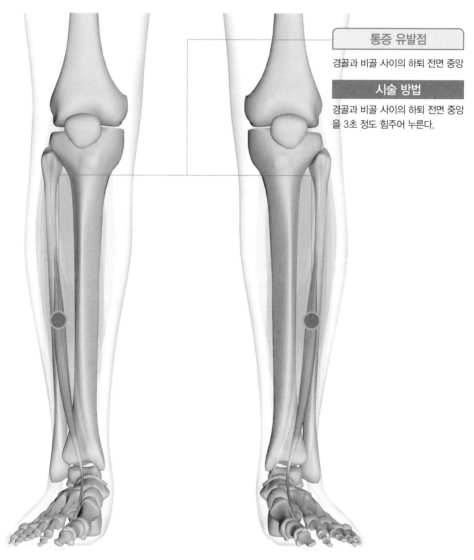

통증 유발점

경골과 비골 사이의 하퇴 전면 중앙

시술 방법

경골과 비골 사이의 하퇴 전면 중앙
을 3초 정도 힘주어 누른다.

## 근육의 위치와 특징

하퇴 관절의 움직임에 널리 관여하는 근육이다. 비골 전부의 중심부 3분의 1 지점에서 시작하여 상신근지대와 하
신근지대 아래를 통과한 후 제1중족골을 지나 모지의 지배건초에 도달하고 말절골의 배측면에서 끝난다. 중족지
관절 및 지절간관절을 사용한 모지 신근, 족관절을 사용한 발의 측굴·내반에 작용한다. 보행 시 과도한 발꿈치의
저굴이나 걷기 시작할 때 발 앞쪽이 걸리는 것을 막는다.

하퇴의 근육

# 장지신근

POINT

- 전경골근의 외측에 위치하고 있는 긴 근육이다.
- 제2~제5발가락의 신전, 족관절의 배굴, 발의 외반에 작용한다.
- 족관절의 강제적인 저굴로 TP가 발생하기 쉽다.

## TP로 인해 족관절의 배굴력이 저하

장지신근은 전경골근의 외측에 위치하여 비골의 거의 전체에 걸쳐 뻗어 있는 근육이다. 비골 전부의 근위 3분의 2 지점 및 경골외측과에서 시작하여 제2~제5발가락의 중절골 및 말절골의 배면(지배건막)에서 끝난다.

중족지절관절 및 지절간관절을 사용한 제2~제5발가락의 신전과 족관절의 배굴, 발의 외반에 작용한다.

### 원인

장지신근의 TP는 급성·만성적인 근육 혹사나 단축·신장, 길항근의 긴장, 외상 및 족관절을 강제적으로 저굴시켜 **빨리 걷기** 등을 하면 유발된다. 전방 구획증후군이나 제4~제5요추의 신경 압박이 TP의 형성으로 이어지는 경우도 있다.

### 경향

장지신근의 TP는 심비골 신경의 **교액**, 족관절의 배굴력 저하, 근복의 야간 경련과 같은 형태로 나타난다.

관련 TP가 비골근(장비골근·단비골근·제3비골근), 전경골근, 장모지신근에서 발생하는 사례도 많다.

### 주의해야 할점

다른 원인으로 인한 족근관절 기능 부전, 중족지절관절 기능 부전, 제4요추의 신경 압박으로 오진하지 않도록 주의해야 한다. 장비골근, 단비골근, 제3비골근, 배측골간근, 단지신근, 단모지신근와 같은 다른 부위의 TP와 구별할 필요가 있다.

 키워드

**교액**
의학에서 조이는 것을 말한다. 조직이나 혈관 등이 압박을 받는 상태를 말한다.

메모

**만성적 근육 신장**
하이힐을 신고 걷거나 발을 저굴시킨 상태에서 자는 등이 이에 해당한다.

**길항근**
장지신근의 길항근은 족관절 저굴근이다.

**빨리 걷기**
족관절을 강제적으로 저굴시켜 빨리 걸으면 장모지신근의 과도한 신장을 일으킬 가능성이 있다.

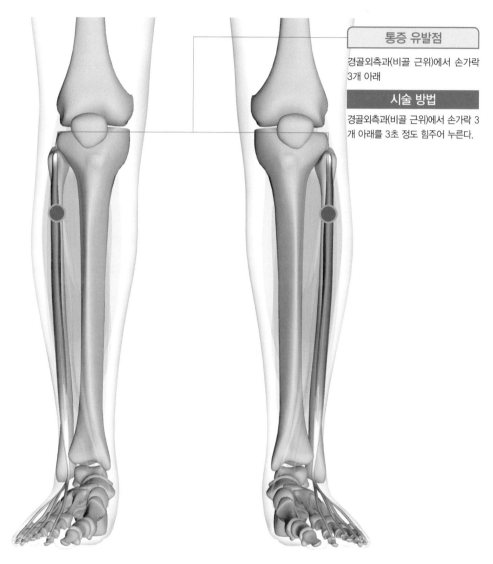

**통증 유발점**

경골외측과(비골 근위)에서 손가락 3개 아래

**시술 방법**

경골외측과(비골 근위)에서 손가락 3개 아래를 3초 정도 힘주어 누른다.

## 근육의 위치와 특징

족관절 배굴, 발의 외반(외반은 병적인 이상 운동에 사용하고 정상 운동에서는 '바깥쪽 반전'이라고 한다)에 관여한다. 또한 제2~5발가락의 신전에 관여한다. 족배부(발등)의 4줄의 힘줄은 쉽게 관찰할 수 있다. 전경골근과 장모지굴근만 작용하면 내반이 일어나기 때문에 이런 근육들에 더해 장지신근이 작용함으로써 순수한 족관절 배굴이 가능해진다.

하퇴의 큰육

# 비복근

POINT

● 외측 비복근과 내측 비복근으로 이루어진 종아리 근육이다.
● 발의 저굴, 슬관절의 굴곡에 작용한다.
● 냉증이나 혈류 순환 부전으로 TP가 발생하기 쉽다.

## 간결성파행이나 비복근 경련을 발생시키는 TP

비복근은 외측두와 내측두로 이루어진 종아리의 근육이다. 대퇴골의 외측과 및 내측 후면에서 시작하여 **종골건**을 사이에 둔 종골의 후면에서 끝난다.

족관절을 사용한 발의 저굴·내반과 슬관절을 사용한 하퇴부의 굴곡에 작용한다. 종아리 근육은 하반신의 혈액을 상반신으로 순환시키는 역할을 하고 있기 때문에 **제2의 심장**이라고도 한다.

### 원인

비복근의 TP는 근육의 혹사·장시간의 단축·같은 자세의 유지, 냉증, 혈류의 순환 부전 등에 의해 일어난다. 예를 들어 안장이 낮은 자전거를 장시간 탈 때나, 하이힐을 신거나, 깁스 등이 원인이 될 수 있다.

### 경향

비복근의 TP는 간결성파행(間欠性跛行)이나 비복근 경련을 발생시키는 경향이 있다. 족관절을 배굴시킬 때 슬관절의 신전을 어렵게 만드는 경우도 있다. 관련 TP가 가자미근, 햄스트링, 전경골근, 장지신근, 소둔근에서 발행하는 사례도 많다.

### 주의해야 할점

비복근의 TP의 경우, 후부 구획증후군, **심부정맥혈전**, 제1천골의 신경 압박, **성장통** 등 다른 원인으로 인한 증상으로 오진하지 않도록 주의해야 한다. 가자미근, 족저근, 슬와근, 후경골근, 장지굴근, 햄스트링 등 다른 부위의 TP와도 구별해야 한다.

 시험에 나오는 어구

**종골건**
'아킬레스건'이라고도 부르며 비골근 및 가자미근에 공통되는 원위 부착 부위이다.

 키워드

**제2의 심장**
혈액은 심장에서 전신으로 보내진 후 다시 심장으로 되돌아가는데, 심장보다 먼 아래쪽에 있는 발에서는 중력을 거슬러 되돌려 보내기 힘들다. 그래서 종아리를 비롯한 발의 근육이 수축하여 혈관을 압박하도록 해서 압력을 보조한다.

**심부정맥혈전**
혈관이 상처를 입거나 혈액의 흐름이 나빠 손발정맥에 생기는 것이 심부정맥혈전이다. 생긴 혈전이 혈관 속을 흘러가 폐동맥이 막히면 폐색전증을 일으킨다.

**성장통**
주로 3~5살 정도의 아이에게 보이는 증상이다. 저녁부터 밤에 걸쳐 무릎이나 발목 등에 통증을 호소하는 사례가 많다. 아이들은 근육이나 뼈는 미완성 상태인데 활발히 움직이기 때문에 피로가 축적되어 통증으로 이어진다고 한다.

## 통증 유발점

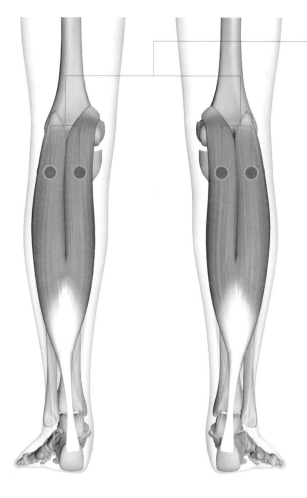

### 통증 유발점

슬와에서 손가락 3개 아래의 내
측·외측

### 시술 방법

슬와에서 손가락 3개 아래의 내
측·외측을 수직으로 3초 정도 힘
주어 누른다.

## 근육의 위치와 특징

외측두와 내측두로 이루어진 종아리 근육
이다. 대퇴골의 외측과 및 내측의 후면에
서 시작하여 종골건을 사이에 두고 종골
의 후면에서 끝난다. 족관절을 사용한 발
의 저굴·내반, 슬관절을 사용한 하퇴부의
굴곡에 작용한다. 하반신의 혈액을 상반신
으로 순환시키는 역할을 하는 종아리의 근
육으로, 가자미근과 함께 '제2의 심장'으
로 불린다.

---

**COLUMN** **TP 해소에 도움이 되는 근육 펌프 작용의 활성화**

　　근육 펌프 작용은 근육이 수축과 이완을 반복함으로써 압박을 받은 정맥에서 혈액이 밀려나온 후
원래의 모양으로 돌아간 혈관에 새로운 혈액이 기세 좋게 흘러 들어오는 작용을 말한다. 근육의 수
축과 이완이 펌프처럼 작용하는 것이다. 종아리의 근육을 '제2의 심장'이라 부르는 이유는 심장에서
먼 위치에 있고 이러한 큰 작용을 하고 있기 때문이지만, 실제로는 모든 근육이 근육 펌프 작용을 하
고 있다. 상처 등으로 종아리를 움직이기 어려울 때는 다른 근육을 가능한 한 움직여 근육 펌프 작용
을 활성화시키자.

# 가자미근

**POINT**

- 비복근의 심부에 존재하는 큰 근육이다.
- 발의 저굴과 내반에 작용한다.
- TP는 계단을 오를 때나 등반 시 동통을 유발한다.

## 지근섬유가 우위인 항중력근

가자미근은 하퇴의 후면 전체를 덮는 큰 근육으로, 비복근의 심부에 존재한다. **지근섬유가 우위인 항중력근** 중 하나이다. 비골후부의 비골두 및 근위의 2분의 1 지점, 경골의 가자미근선에서 시작하여 **종골건**을 사이에 둔 종골의 후면에서 끝난다. 족관절을 사용한 발의 저굴과 족근관절을 사용한 발의 내반에 작용한다.

### 원인

가자미근의 TP는 비탈이나 계단을 달려 올라가는 등의 급성·만성적인 근육 혹사와 측굴한 상태에서 자는 등 장시간에 걸친 근육의 단축·같은 자세의 유지, 냉증, 외상 등에 의해 유발된다.

### 경향

가자미근의 TP는 족관절 배굴의 가동범위 제한, 경골 신경 및 관련 혈관의 교액, 발목 주변의 부종, 계단 오르기나 오르막 등반 시의 동통, 체중을 실을 때의 종부통 등을 유발한다.

관련 TP는 비골근, 후경골근, 장지굴근, 장모지굴근, 소둔근 등에서 발생하는 사례가 많다.

### 주의해야 할점

가자미근의 TP의 경우, 후방 구획증후군, 후부 신스프린트, 아킬레스건 염증, 베이커 낭종, 심부정맥혈전, 제1천골의 신경 압박, 성장통, 종골극 등 다른 원인으로 인한 증상으로 오진하지 않도록 주의해야 한다. 비복근, 족거근, 후경골근, 장지굴근, 햄스트링, 소둔근과 같은 다른 부위의 TP와도 구별해야 한다.

 시험에 나오는 어구

**지근섬유**

골격근의 근섬유의 일종이다. 수축 속도가 느리고 지구력이 뛰어나다는 특징이 있다. '타입 I 섬유'라고도 한다. 이와 반대로 순발력이 뛰어난 것은 '속근섬유(타이프 II섬유)'라고 한다.

**항중력근**

지구의 중력에 거슬러 자세를 유지하는 기능을 가진 근육을 말한다. 가자미근 외에 안검거근, 경부근, 척주기립근, 장요근 등이 이에 해당한다.

**메모**

**종골극**

종골의 하면에 생긴 골성 돌기를 말한다. 족저건막이 종골에 부착되는 부분에 생기며 이것이 생기면 보행 시의 통증으로 이어진다.

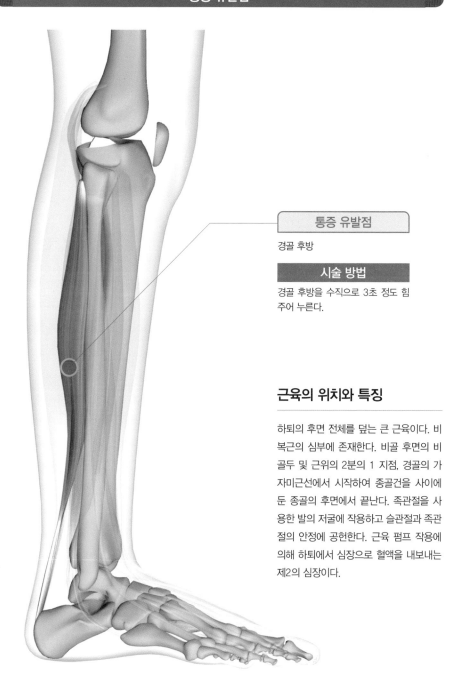

경골 후방

### 시술 방법

경골 후방을 수직으로 3초 정도 힘 주어 누른다.

## 근육의 위치와 특징

하퇴의 후면 전체를 덮는 큰 근육이다. 비복근의 심부에 존재한다. 비골 후면의 비골두 및 근위의 2분의 1 지점, 경골의 가자미근선에서 시작하여 종골건을 사이에 둔 종골의 후면에서 끝난다. 족관절을 사용한 발의 저굴에 작용하고 슬관절과 족관절의 안정에 공헌한다. 근육 펌프 작용에 의해 하퇴에서 심장으로 혈액을 내보내는 제2의 심장이다.

하퇴의 근육

# 족저근

- 대퇴골에서 종골에 걸쳐 붙어 있는 작은 근육이다.
- 비복근의 외측 아래에서 촉진한다.
- 과거의 골절이나 다리 길이의 차이가 TP의 원인이 되기도 한다.

## 비복근으로 덮여 있는 평평한 근육

족저근은 대퇴골에서 종골에 걸쳐 붙어 있는 작은 근육이다. 대퇴골 외측과의 상부와 슬관절의 **사슬와인대**에서 시작하여 **비복근**과 가자미근 사이를 뻗어 하방으로 향한 후 아킬레스건 내측연에서 끝난다. 비복근으로 덮여 있는 평평한 근육으로, 비복근의 바깥쪽 아래를 만지면 찾아낼 수 있다.

족관절의 저굴(까치발)에 주로 작용하지만, 대퇴골 외과에 붙어 있기 때문에 하퇴의 내선과 슬관절의 굴곡을 도와주는 작용도 한다.

### 원인

달리기, 축구, 자전거 경기, 등산, 수영 등으로 인한 급성·만성적 근육 혹사, 장시간 다리를 꼬고 앉는 자세 유지, 사이즈가 작은 신발이나 양말의 착용, 장시간의 자동차 운전 등으로 인해 TP가 유발된다. 또 과거의 골절이나 다리 길이 차이가 TP의 원인이 되는 경우도 있다.

### 경향

족저근의 TP는 발의 배굴 가동범위 종단에서 **동통**을 일으키는 경향이 있다. 또한 비복근의 TP와 상호 관련되는 사례도 많다.

### 주의해야 할점

족저근의 TP의 경우, 후방 구획증후군, 심부정맥혈전, 제1 골의 신경 압박, 성장통 등 다른 원인으로 인한 증상과 오진하지 않도록 주의가 필요해야 한다. 가자미근, 비복근, 슬와근, 후경골근, 장지굴근, 햄스트링 등 다른 부위의 TP와도 구별해야 한다.

**사슬와인대**
반막양근의 힘줄에서 파생하여 슬관절의 관절낭 후부를 보강하는 인대를 말한다.

**동통**
통증을 의미하는 의학용어이다. 실제로는 어떤 조직 손상이 일어났을 때나 조직 손상을 일으킬 가능성이 있을 때의 불쾌한 감각으로 정의한다.

**메모**

**비복근으로 덮여 있는 근육의 촉진에 대해**
족저근과 똑같은 작용을 갖고 있는 비복근의 외측두와 족저근을 구별하기는 어렵다. 그렇기 때문에 먼저 슬와 중앙을 부드럽게 촉진하고, 족관절을 사용하여 발을 저굴시켰을 때에 수축되는 근조직의 존재를 느낄 때까지 조금씩 외측으로 손가락을 이동시킬 필요가 있다.

# 통증 유발점

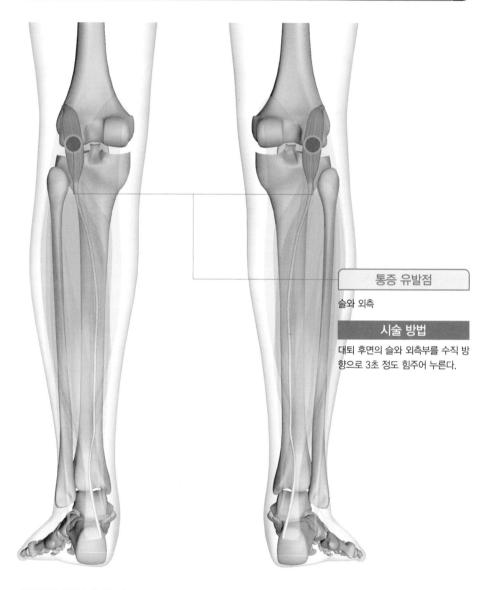

## 통증 유발점

슬와 외측

## 시술 방법

대퇴 후면의 슬와 외측부를 수직 방향으로 3초 정도 힘주어 누른다.

## 근육의 위치와 특징

대퇴골에서 종골에 걸쳐 붙어 있는 작은 근육이다. 족관절의 저굴(발돋음)에 작용하고 대퇴골 외측과의 상부와 슬관절의 사슬와인대에서 시작하여 아킬레스건 내측연에서 끝난다. 비복근으로 덮여 있기 때문에 촉진할 때는 발을 저굴시킬 필요가 있다.

# 후경골근

POINT
- 하퇴굴근 중 하나로 심층에 존재한다.
- 발의 내반과 저굴에 작용한다.
- 거골하관절의 과도한 회내는 TP를 발생시키는 주요 원인이다.

## 아킬레스건을 따라 발꿈치나 족저로 통증이 퍼져간다

후경골근은 **심층에 있는 하퇴굴군** 중 하나이다. 경골 및 비골 후부 3분의 2 지점에서 시작하고, 여기에서부터 내과 후면에서 내과구를 활액초로 둘러싸이면서 하행, **재거돌기와 주상골조면** 사이를 거쳐 족저에 도달하면 힘줄은 2다발(束)로 나뉘어 내측의 두꺼운 다발은 주상골조면, 외측의 약간 가는 다발은 3개의 **계상골**에서 끝난다.

족근관절을 사용한 발의 내반과 족관절을 사용한 발의 저굴에 작용한다.

### 원인

후경골근의 TP는 좌우에 경사가 있는 지면을 걷거나 모랫길과 같은 불안정한 장소를 달리는 운동을 통해 거골하관절이 과도하게 회내하거나 근육이 혹사당할 때 유발된다. 하이힐 등 사이즈나 모양이 맞지 않는 구두를 신어서 발생하는 경우도 있다.

### 경향

후경골근의 TP는 보행이나 보행 시 발 통증, 특히 아킬레스건을 따라 발꿈치 및 족저로 퍼지는 통증으로 나타나는 경향이 있다. 또한 관련된 발가락의 신전 제한이나 근육의 경련이 발생하는 경우도 있다.

### 주의해야 할점

후경골근의 TP를 신스프린트, 심후방 구획증후군, **족근관 증후군**, 관련된 힘줄의 활막염 등 다른 질환으로 잘못 진단하지 않도록 주의해야 한다. 다른 부위, 특히 후경골근 이외의 하퇴굴근의 TP 관련통 패턴과도 구별해야 한다.

📖 **시험에 나오는 어구**

**심층에 있는 하퇴굴근**
후경골근, 장모지굴근, 장지굴근으로 구성된다. 모두 하퇴부에서 발 후부로 뻗어나간 후 경골내과의 원위에서 교차(交叉)한다. 교차 지점에서의 위치 관계는 내과와 가까운 순으로 후경골근, 장지굴근, 장모지굴근이다.

🔒 **키워드**

**재거돌기**
종골의 안쪽에서 거의 수평으로 튀어나온 돌기를 말한다. 윗면에 거골이 있다.

✏️ **메모**

**주상골**
사람의 좌우 손발에 하나씩 존재하는 뼈를 말한다. 다리에는 거골, 종골과 함께 근위 족근골을 구성한다.

**계상골**
족근골을 구성하는 뼈의 일부를 말한다. 앞쪽은 중족골, 발꿈치쪽은 주상골로 이어지는 3개의 뼈이다.

**족근관 증후군**
내과 근처에 뻗어 있는 후경골 신경의 장애로 인해 다리에 저림이 나타나는 증상을 말한다. 후경골 신경의 압박이 주요 원인이다.

# 통증 유발점

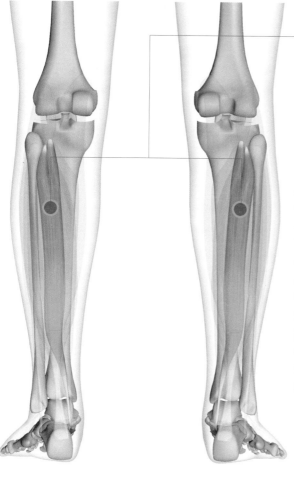

### 통증 유발점

경골 후면의 슬와횡문에서 손가락 5개 아래

### 시술 방법

경골 후면의 슬와횡문에서 손가락 5개 아래를 수직으로 3초 정도 힘 주어 누른다.

## 근육의 위치와 특징

심층에 있는 하퇴굴근 중 하나이다. 경골 및 비골 후부의 3분의 2 지점에서 시작하여 내과 후면에서 내과구를 활액초로 둘러싸이면서 하행한다. 재거돌기와 주상골조면 사이를 거쳐 족저에 도달하면 힘줄은 2다발로 나뉘고 내측의 두꺼운 다발은 주상골조면 외측의 약간 가는 다발은 3개의 계상골에서 끝난다. 족근관절을 사용한 발의 내반과 족관절을 사용한 발의 저굴에 작용하고 발꿈치에 걸리는 부담을 분산시킨다.

 **Athletics Column**

### 골격의 비대칭과 TP의 관계

　사람의 골격은 엄밀히 말해 좌우대칭이 아니다. 자신의 얼굴을 거울에 비춰 자세히 보면 잘 알 수 있다. 직립 자세인데도 좌우 어느 한쪽 발에 자연히 체중이 실리는 것은 좌우의 다리 길이가 미세하게 다르기 때문이다. 이 비대칭이 아주 작다면 문제는 없다. 하지만 의사의 진단에서 발 길이의 차가 5mm 이상인 경우에는 고관절이나 슬관절에 부담이 가게 되고 이것이 TP 발생의 원인이 될 가능성도 있다. 얼굴 골격이 비대칭안 경우에도 치아의 맞물림 이상이 TP 발생으로 이어진다면 치료가 필요하다.

# 장모지굴근

- 후경골근, 장지굴근과 함께 심층의 하퇴굴근을 구성한다.
- 불안정한 지면을 걷거나 달리는 것이 TP의 주요 원인이다.
- TP가 외반모지나 건막류를 일으키는 경우도 있다.

## 지절간관절의 굴곡이나 족관절의 저굴에 작용

장모지굴근은 후경골근, 장지굴근과 함께 심층의 하퇴굴근을 형성하는 근육 중 하나이다. 경골 후부의 원위 3분의 2 지점에서 시작하고 여기에서부터 두터운 근막이 거골과 종골의 장모지굴근 건구 안에서 활액초로 둘러싼 힘줄로 이행되고 근육은 **굴근지대** 아래를 빠져나가 족저로 나와 모지의 말절골저에서 끝난다. 중족지절관절과 지절간관절을 사용한 모지의 굴곡과 족근관절을 사용한 발의 내반, 족관절을 사용한 발의 저굴에 작용한다. 체중이 발 앞쪽에 실릴 때 평행 감각의 유지와 보행 시 안정성에 공헌한다.

### 원인

장모지굴근의 TP는 좌우로 경사가 있는 지면을 걷거나 사막과 같이 바닥이 불안정한 곳을 달리는 운동을 통해 거골하 관절의 과도한 회내나 근육의 혹사로 유발된다.

### 경향

장모지굴근의 TP는 걷거나 달릴 때 발의 통증, 특히 **모지구**나 제1중족골두의 통증으로 나타나는 경향이 있다. 관련된 발가락의 신전 제한이나 근육 경련, **모지외반** 등이 발생하는 경우도 있다.

### 주의해야 할점

장모지굴근의 TP를 신스프린트, 심후방 구획증후군, 족근관 증후군, 관련된 힘줄의 건활막염과 같은 다른 질환으로 오진하지 않도록 주의해야 한다. 다른 부위, 특히 장모지굴근 이외의 하퇴굴근의 TP 관련 통 패턴과도 구별해야 한다.

시험에 나오는 어구

**굴근지대**
장지굴근건, 장모지굴근건, 후경골근건, 후경골동맥, 경골 신경 등이 그 심부를 통과하는 인대를 말한다. 족관을 형성하는 경골의 내과, 종골 융기의 내측 돌기와 족저건막에 붙어 있다.

**모지구**
엄지발가락의 발바닥쪽 이음새에 부풀어 있는 부분을 말한다. 달리거나 점프 시에 체중을 실어 충격을 흡수한다. 내부에는 종자골이 2개 있다.

키워드

**모지외반**
발의 엄지발가락 관절이 제2지 쪽으로 20° 이상 굽은 발의 변형을 말한다. 원인으로는 유전적인 것과 비유전적인 것이 있는데 후자의 경우 하이힐 등 발과 모양이 맞지 않는 신발이 원인이 되는 사례가 많다.

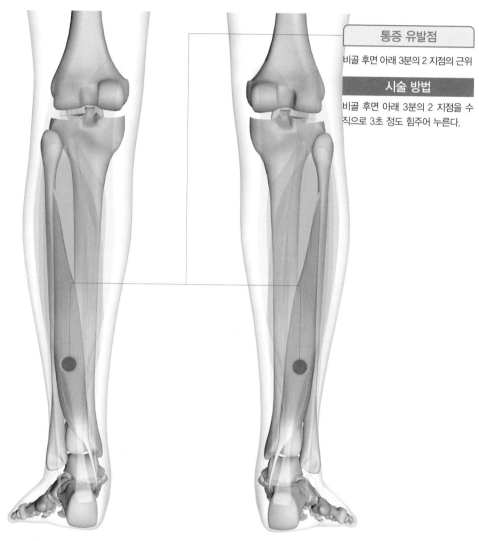

### 통증 유발점

비골 후면 아래 3분의 2 지점의 근위

### 시술 방법

비골 후면 아래 3분의 2 지점을 수직으로 3초 정도 힘주어 누른다.

## 근육의 위치와 특징

심층의 하퇴굴근에 속하는 근육 중 하나로, 경골 후부의 원위 3분의 2 지점에서 시작하여 거기에서부터 두터운 근막이 종골과 종골의 장모지굴근건구 안에서 활액초로 둘러싸인 힘줄로 이행한다. 근육은 굴근지대 아래를 통과해 족저로 나와 모지의 말절골저에서 끝난다. 중족지절관절과 지절간관절을 사용한 모지의 굴곡과 족근관절을 사용한 발의 내반, 족관절을 사용한 발의 저굴에 작용한다. 체중이 발 전방에 실릴 때 평행 감각의 유지와 족관절의 안정성에 기여한다.

**하퇴의 큰육**

# 장지굴근

**POINT**

- 후경골근, 장모지굴근과 함께 심층의 하퇴굴근을 구성한다.
- 울퉁불퉁한 곳을 걷거나 달리는 것이 TP의 원인이 된다.
- TP의 발생으로 족관절의 가동범위가 제한을 받는다.

## 평행 감각의 유지와 보행 시의 안정성에 작용

장지굴근은 후경골근, 장모지굴근과 함께 심층의 하퇴굴근으로 분류
되는 근육이다. 경골 후부의 중간부 3분의 1 지점에서 시작하고 . 여기
에서 힘줄은 굴근지대 아래를 활액초로 둘러싸여 족저에 도달하고 근
육은 하퇴에서 후경골근과 교차하며 족저에서는 장모지굴근과 위쪽으
로 교차한다. 더욱이 족저에서 힘줄은 4개의 정지건으로 갈라져 제2~
제5지의 말절골에서 끝난다. 중족지절관절과 지절간관절을 사용한 제
2~제5발가락의 굴곡, 족근관절을 사용한 발의 내반, 족관절을 사용한
발의 저굴에 작용한다.

### 원인

좌우로 경사가 있는 지면을 걷거나 사막과 같이 아래가 불안정한 곳
을 달리는 운동을 통해 거골하관절의 과도한 회내나 근육이 혹사당하
면 유발된다.

### 경향

걷거나 달릴 때 발의 통증(특히, 족저 전외측과 발가락의 통증)이나 종
아리 내측면에 선상으로 퍼져가는 통증으로 나타나는 경향이 있다. 관
련된 발가락의 신전 제한이나 근육의 경련으로 발생하는 경우도 있다.

### 주의해야 할점

장지굴근의 TP의 경우, 신스프린트, 심후방 **구획증후군**, 족근관 증
후군, 관련 힘줄의 건활막염과 같은 다른 질환으로 오진하지 않도록 주
의해야 한다. 다른 부위, 특히 장지굴근 이외의 하퇴굴근의 TP 관련통
패턴과도 구별해야 한다.

 **시험에 나오는 어구**

**굴근지대**
장지굴근건, 장모지굴근
건, 후경골근건, 후경골
동맥, 경골 신경 등이 그
심부를 통과하는 인대를
말한다. 족근관을 형성하
는 경골의 내과, 종골 융
기의 안쪽 돌기와 족저건
막에 붙어 있다.

## 통증 유발점

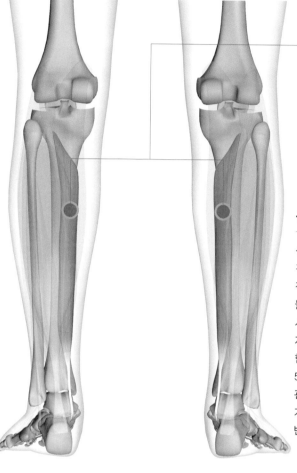

### 통증 유발점

경골 후면 중앙

### 시술 방법

경골 후면 중앙을 3초 정도 힘주어
누른다.

## 근육의 위치와 특징

심층의 하퇴굴근으로 분류되는 근육이다.
경골 후부의 중간부 3분의 1 지점에서 시
작하여 힘줄은 굴근지대 아래를 활액초로
둘러싸여 족저에 도달한다. 근육은 하퇴에
서 후경근육과 교차하고 족저에서는 장모
지굴근과 위쪽으로 교차한다. 족저에서는
힘줄이 4개의 정지건으로 나뉘어 제2~제
5발가락의 말절골에서 끝난다. 중족지절
관절과 지절간관절을 사용한 제2~제5발
가락의 굴곡, 족근관절을 사용한 발의 내
반, 족관절을 사용한 발의 저굴에 작용한다.

---

**COLUMN** 똑같은 감염증에 몇 번이나 걸리는 이유는?

가장 일반적인 감기(상기도염)의 원인인 바이러스는 라이노 바이러스이다. 라이노 바이러스에는
100종류가 넘는 형('아형'이라고 함)이 있기 때문에 모든 형에 걸릴 때까지 몇 번이나 감기에 걸리게
되는 것이다. 또한 인플루엔자 바이러스는 항체로 인식되는 부분의 구조가 자연히 변화하는 성질이 있
기 때문에 몇 번이나 감염된다. 헤르페스속 바이러스는 한 번 감염되면 일부 세포 속에 평생 남기 때문
에 숙주가 된 사람의 면역이 저하되면 스물스물 재활성되어 입술 헤르페스나 대상포진 등을 일으킨다.

**하퇴의 큰육**

# 비골근

**POINT**
- 족관절을 안정시키는 역할을 하는 3개의 근육으로 구성된다.
- 오르막을 걷거나 달리기가 원인이 된다.
- 관련통이 족관절의 외측이나 하퇴 외측에 발생한다.

## 발에 부하를 거는 생활 습관으로 TP가 발생한다

비골근은 장비골근, 단비골근, 제3비골근을 통틀어 말한다. 이 근육들은 모두 족관절을 안정시키는 역할을 하고 있다.

장비골근은 비골두, 비골 외측연 상방 3분의 2 지점, 전·후 하퇴근간 중격, 경골 외측과에서 시작하여 외과의 후방을 거쳐 제1계상골 족저면, 제1중골저부에서 끝난다. 단비골근은 비골 외측면에서 시작하여 외과의 후방을 거쳐 제5중족골 조면에서 끝난다. 제3비골근은 장비골근의 보조 근육으로 장지굴근의 일부가 갈라져 나와 생긴 작은 근육이다.

### 원인

비탈길을 걷거나 달리는 등 급성·만성적인 근육 혹사나 발끝을 똑바로 뻗고 자거나 하이힐 착용, 깁스 등으로 하퇴나 발목이 고정되는 것이 TP를 유발시킨다. 소둔근 전부의 TP로 인한 관련통으로 발생하는 경우도 있다.

### 경향

장비골근과 단비골근의 TP와 관련통은 거골의 외측 주위나 족관절 외측, 하퇴 외측에 발생하는 경향이 있다. 제3비골의 TP와 관련통은 족관절의 전측, 거골 외측후방, 발꿈치 상하에 발생하는 경우가 있다.

### 주의해야 할점

비골근의 TP 관련통을 관절염이나 만성 염좌로 오진하는 경우가 있으므로 주의해야 한다. 비골근의 TP용 케어로 개선되지 않는 경우에는 요부추간판 헤르니아, 장비골근의 파열 등의 가능성을 검토해야 한다.

**시험에 나오는 어구**

**장비골근**
발목을 바깥쪽으로 반전시켜 새끼발가락을 들어 올리는 움직임 외에 족관절 저굴의 보조근으로 작용한다.

**단비골근**
주요 작용은 장비골근과 똑같다.

**제3비골근**
족관절 배굴과 바깥쪽 반전에 주로 작용한다. 선천적으로 결손된 사람도 있다.

**메모**

**3개의 근육의 연동**
비골근은 하나에 근력 저하가 발생하면 발목이 불안정해져 염좌나 골절을 일으킬 가능성이 있다.

## 통증 유발점

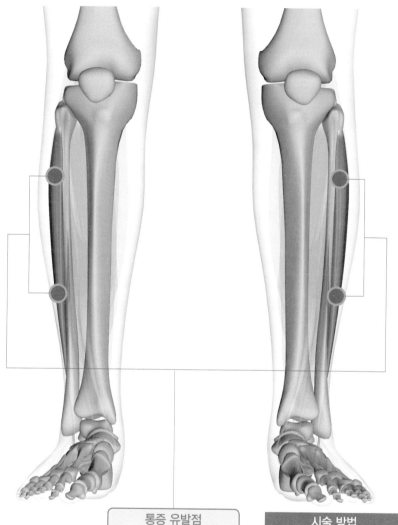

| 통증 유발점 | 시술 방법 |
|---|---|
| 비골두 바로 아래 및 외과에서 손가락 5개 위 | 하퇴 외측을 수직 방향으로 3초 정도 누른다. |

## 근육의 위치와 특징

'장비골근', '단비골근', '제3비골근'이라는 3개의 근육으로 구성되어 있고 모든 비골두에서 족근골에 걸쳐 존재한다. 모두 족관절을 안정시키는 역할을 하는 한편, 장비골근과 단비골근은 발바닥의 아치 형성에도 기여한다.

# 근육명 색인

# 용어 색인

그림으로 이해하는 인체 이야기
# 통증 유발점(트리거 포인트) 찾기

2023. 11. 15. 초 판 1쇄 인쇄
**2023. 11. 22. 초 판 1쇄 발행**

감 수 | 사이토 아키히코
감 역 | 이명훈, 황미니
옮긴이 | 이영란
펴낸이 | 이종춘
펴낸곳 | BM (주)도서출판 성안당
주소 | 04032 서울시 마포구 양화로 127 첨단빌딩 3층(출판기획 R&D 센터)
       10881 경기도 파주시 문발로 112 파주 출판 문화도시(제작 및 물류)
전화 | 02) 3142-0036
       031) 950-6300
팩스 | 031) 955-0510
등록 | 1973. 2. 1. 제406-2005-000046호
출판사 홈페이지 | www.cyber.co.kr
ISBN | 978-89-315-5913-2 (04510)
       978-89-315-8977-1 (세트)
**정가 | 16,500원**

**이 책을 만든 사람들**
책임 | 최옥현
진행 | 김해영
교정 · 교열 | 안종군
본문 디자인 | 상:想 company
표지 디자인 | 박원석
홍보 | 김계향, 유미나, 정단비, 김주승
국제부 | 이선민, 조혜란
마케팅 | 구본철, 차정욱, 오영일, 나진호, 강호묵
마케팅 지원 | 장상범
제작 | 김유석

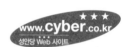

UNDO KARADA ZUKAI: SHOJO KARA CHIRYOTEN WO SAGURU TRIGGER POINT
supervised by Akihiko Saito
Copyright ⓒ 2019 Akihiko Saito, Mynavi Publishing Corporation
All rights reserved.
Original Japanese edition published by Mynavi Publishing Corporation
This Korean edition is published by arrangement with Mynavi Publishing Corporation, Tokyo
in care of Tuttle-Mori Agency, Inc., Tokyo, through Imprima Korea Agency, Seoul.

Korean translation copyright ⓒ 2023 by Sung An Dang, Inc.

편집협력: 유한회사 view 기획(미카미 신노스케)
커버디자인: 이세 타로(ISEC DESIGN INC.)
본문디자인: 나카오 쯔요시(주식회사 buzzcut-direction)
집필협력: 칸다 켄토
3D그래픽스: 그래픽스 사토 주식회사
일러스트: 나카무라 시게루

이 책의 한국어판 출판권은 Tuttle-Mori Agency, Inc., Tokyo와
Imprima Korea Agency를 통해 Mynavi Publishing Corporation와의
독점 계약으로 BM (주)도서출판 성안당에 있습니다. 저작권법에 의해
한국 내에서 보호를 받는 저작물이므로 무단전재와 무단복제를 금합니다.